「十三五」国家重点图书出版规划项目

中医古籍名家点评丛书

总主编◎吴少祯

小儿推拿广意

清·熊应雄◎辑

清·陈世凯◎重订

杜广中◎点评

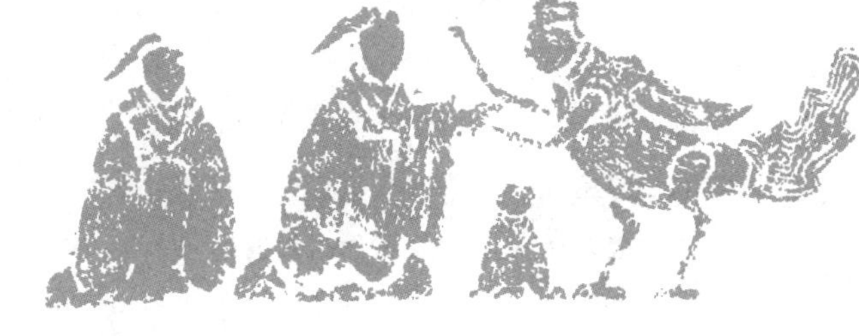

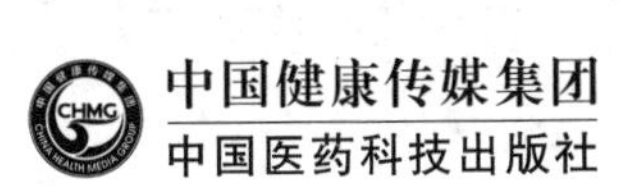

图书在版编目（CIP）数据

小儿推拿广意/（清）熊应雄辑；（清）陈世凯重订；杜广中点评. —北京：中国医药科技出版社，2018.12

（中医古籍名家点评丛书）

ISBN 978-7-5214-0536-1

Ⅰ.①小… Ⅱ.①熊… ②陈… ③杜… Ⅲ.①小儿疾病-推拿 Ⅳ.①R244.15

中国版本图书馆 CIP 数据核字（2018）第 246906 号

美术编辑 陈君杞

版式设计 南博文化

出版 **中国健康传媒集团** | 中国医药科技出版社

地址 北京市海淀区文慧园北路甲 22 号

邮编 100082

电话 发行：010-62227427 邮购：010-62236938

网址 www.cmstp.com

规格 710×1000mm $^{1}/_{16}$

印张 9 ½

字数 103 千字

版次 2018 年 12 月第 1 版

印次 2022 年 5 月第 2 次印刷

印刷 三河市百盛印装有限公司

经销 全国各地新华书店

书号 ISBN 978-7-5214-0536-1

定价 25.00 元

获取新书信息、投稿、为图书纠错，请扫码联系我们。

《中医古籍名家点评丛书》
编委会

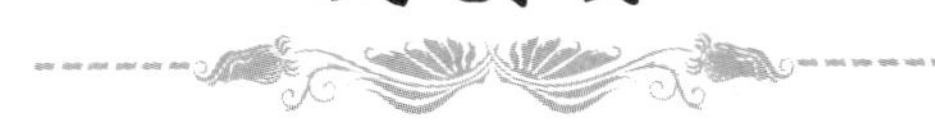

出版者的话

中医药是中国优秀传统文化的重要组成部分之一。中医药古籍中蕴藏着历代名家的思维智慧与实践经验。温故而知新，熟读精研中医古籍是当代中医继承、创新的基石。新中国成立以来，中医界对古籍整理工作十分重视，因此在经典、重点中医古籍的校勘注释，常用、实用中医古籍的遴选、整理等方面，成果斐然。这些工作对帮助读者精选版本，校准文字，读懂原文方面发挥了良好的作用。

习总书记指示，要“切实把中医药这一祖先留给我们的宝贵财富继承好、发展好、利用好”，从而对弘扬中医药学、更进一步继承利用好中医药古籍提出了更高的要求。为此我们策划组织了《中医古籍名家点评丛书》，试图在前人整理工作的基础上，通过名家点评的方式，更进一步凸显中医古代要籍的学术精华，为现代中医药的发展提供借鉴。

本丛书遴选历代名医名著百余种，分批出版。所收医药书多为传世、实用，且在校勘整理方面已比较成熟的中医古籍。其中包括常用经典著作、历代各科名著，以及古今临证、案头常备的中医读物。本丛书致力于将现有相关的最新研究成果集于一体，使之具备版本精良、校勘细致、内容实用、点评精深的特点。

参与点评的学者，多为对所点评古籍研究有素的专家。他们学验俱丰，或精于临床，或文献功底深厚，均熟谙该古籍所涉学术领域的整体状况，又对其书内容精要揣摩日久，多有心得。本丛书的“点评”，并非单一的内容提要、词语注释、串讲阐发，而是抓住书中的主旨精论、蕴含深义、疑惑谬误之处，予以点拨评议，或考证比堪，溯源寻流。由于点评学者各有专擅，因此点评的形式风格也或有不同。但其共同之点是有益于读者掌握、鉴识所论医籍或名家的学术精华，领会临床运用关键点，解疑破惑，举一反三，启迪后人，不断创新。

我们对中医药古籍点评工作还在不断探索之中，本丛书可能会有诸多不足之处，亟盼中医各科专家及广大读者给予批评指正。

中国医药科技出版社

2017年8月

余序

作为毕生研读整理、编纂古今中医临床文献的一员，前不久，我有幸看到张同君编审和全国诸多相关教授专家们合作编撰《中医古籍名家点评丛书》的部分样稿。感到他们在总体设计、精选医籍、订正校注，特别是名家点评等方面卓有建树，并能将这些名著和近现代相关研究成果予以提示说明，使古籍的整理探索深研，呈现了崭新的面貌。我认为特别能让读者在系统、全面传承中，有利于加强对丛书所选名著学验主旨的认识。

在我国优秀、靓丽的文化中，岐黄医学的软实力十分强劲。特别是名著中的学术经验，是体现“医道”最关键的文字表述。

《礼记·中庸》说：“道也者，不可须臾离也。”清代徽州名儒程瑶田说：“文存则道存，道存则教存。”这部丛书在很大程度上，使医道和医教获得较为集中的“文存”。丛书的多位编集者在精选名著的基础上，着重“点评”，让读者认识到中医药学是我国优秀传统文化中的瑰宝，有利于读者在系统、全面的传承中，予以创新、发展。

清代名医程芝田在《医约》中曾说：“百艺之中，惟医最难。”特别是在一万多种古籍中选取精品，有一定难度。但清代造诣精深的名医尤在泾在《医学读书记》中告诫读者说：“盖未有不师古而有济于今者，亦未有言之无文而能行之远者。”这套丛书的“师古济今”十分昭著。中国医药科技出版社重视此编的刊行，使读者如获宝璐，今将上述感言以为序。

中国中医科学院

余瀛鳌

2017年8月

目录 | Contents

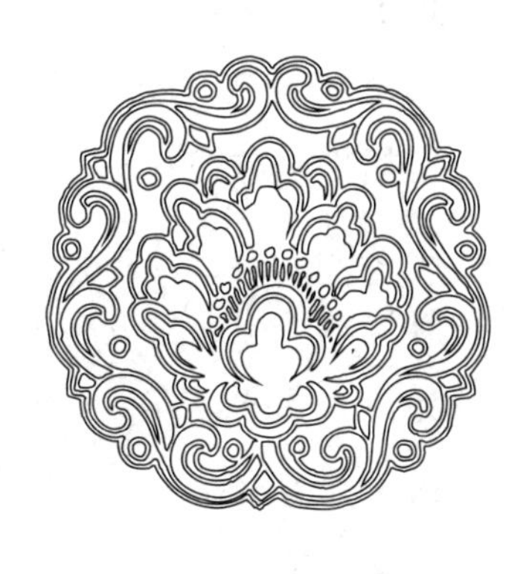

① 四十九脉：原作“四十八脉”，据正文实有“四十九脉”改。

全书点评

《小儿推拿广意》，三卷，又称《推拿广意》，清·熊应雄辑、陈世凯重订，约初刊于康熙十五年（1676），是清代第一部小儿推拿学专著。此书流传甚广，以致民间盗版横行。有清一代，至少刊行 17 次，民国至少 5 次；新中国成立后有排印本。其推拿手法和小儿推拿病症治疗学的整理，为小儿推拿学理论体系的最终形成具决定性意义，该书对清及其以后的小儿推拿学影响深远。

一、成书背景

作者熊应雄，字运英，生卒不详。清初西蜀东川（今云南昆明东川）人，清雍正四年（1726 年）改土归流后，东川划归云南。其成书年代，据其自序，当为康熙十五年丙辰（1676），“丙辰岁余仗策军前，亲民青邑，去浙东开府陈公之辕仅百里许。陈公神于用兵，已声播寰区，而又善于此术。余得旦夕请正，以窃庆焉。然医以喻兵，此其征也。陈公素性泛爱，每以保赤为怀，不为自私。付之剞劂，而名曰《推拿广意》，是欲公之天下后世也”。此丙辰岁，当为陈公陈世凯生活的年代，考陈世凯（？—1689），字紫山，明末清初清江（今湖北恩施）人，初附明桂王，为忠州（今重庆忠县）副总兵，顺治十六年降清，康熙十一年授杭州副将，二十三年擢浙江提督，二十八年客死北京。又该书系“楚清江陈世凯紫山重订”，并得以在浙东陈府“旦夕请正”“付之剞劂”，因此，书成于康熙十五年丙辰（1676）前后无疑。

该书系作者在偶得小儿推拿一书的基础上，反复研习，辑撰而成。此“小儿推拿”一书，当为《小儿按摩经》，考《针灸大成·保婴神术〈按摩经〉》，其文本的七成被《小儿推拿广意》采纳，只是目次和内容重新编排，并补充辑撰，其中卷系在《小儿按摩经·诸症治法》基础上的临床化。其临床和理论价值极大，是小儿推拿学术史上极为重要的一个转折，为小儿推拿学形成早期和清初不朽的推拿学著作。

二、主要学术思想

1. 对推拿手法的总结极具前瞻性

小儿推拿治疗源于明末，其专有名词“小儿推拿”也已浮现，并有《小儿按摩经》《小儿推拿秘旨》和《小儿推拿秘诀》3 部专著问世。及至清代，其应用愈加广泛。《小儿推拿广意》一书，对推拿手法的总结极具前瞻性，今天读来仍有指导意义。其上卷的后半部分，论述推拿手法。首先以推、拿二法总括推拿按摩手法，其次总结了推拿治疗的操作范式和程序，以“推拿手部次第”和“推拿面部次第”呈现，是小儿推拿最早的临床范式。

推拿面部次第：一推坎宫，二推攒竹穴，三运太阳，四运耳背高骨廿四下若卅下，五掐承浆一下，六掐两颊车一下，七掐两听会一下，八掐两太阳一下，九掐眉心一下，十掐人中一下，再用两手提儿两耳三下，此乃推拿不易之诀也。

推拿手部次第：一推虎口三关，二推五指尖，三捻五指尖，四运掌心八卦，五分阴阳，六看寒热推三关六腑，七看寒热用十大手法而行，八运斛肘。

再次，分别详述上述推拿次第的手法，其中面部手法 11 个，该书目录看似 5 个，其实其第五个手法双凤展翅，是对后 7 个手法的进一步规范和总结，并统一命名：

推拿面部次第——推坎宫，推攒竹，运太阳，运耳背骨，双凤展翅。双凤展翅：医用两手中食二指，捏儿两耳往上三提毕，次捏承浆，捏颊车及听会、太阴太阳、眉心、人中。

手部8个，该书目录看似14个。其实推五经法，包括了推五指尖、捻五指尖的内容；缺失运斛肘；其七看寒热用十大手法，正是目录中黄蜂入洞法以下十种手法而已：黄蜂入洞法、苍龙摆尾法、二龙戏珠法、赤凤摇头法、猿猴摘果法、凤凰展翅法、飞经走气法、按弦搓摩法、水里捞明月法、打马过天河法。

第四，总结了推拿手法的温凉属性，为小儿推拿学的脏腑辨证搭建了理论桥梁。

二龙戏珠：此法性温。医将右大、食、中三指，捏儿肝、肺二指，左大、食、中三指，捏儿阴阳二穴，往上一捏一捏，捏至曲池五次，热症阴捏重而阳捏轻；寒症阳重而阴轻，再捏阴阳，将肝肺二指摇摆，二九、三九是也。

2. 构建小儿推拿病症治疗体系

源自明末的小儿推拿学，在17世纪初叶，已经发现并从传统针灸推拿学中脱胎而出，其标志有二：一是独特的小儿推拿穴位体系的发现，二是独立于推拿学之外的小儿推拿手法学的形成。约半个世纪后，小儿推拿病症治疗学终于在《小儿推拿广意》水到渠成。其内容主要反应于中卷，以小儿推拿病症治疗的文本形式体现，其学术发展的演变痕迹明显。现以咳嗽为例：

咳嗽虽然分冷热，连风因肺感风寒，眼浮痰盛喉中响，戏水多因汗未干。（《小儿按摩经·诸症治法·咳嗽》）

可见，《小儿按摩经》之诸症治法，只有病因病机、辨证分型及其临床表现，尚未涉及推拿治疗。而《小儿推拿广意·中卷·咳嗽门》，完整引述了以上歌诀，并对歌诀内容作了详细解释，尤其值得注意的是，系统而完整地提出小儿推拿处方，并有辨证加减：

咳嗽虽然分冷热，连声因肺感风寒，眼浮痰盛喉中响，戏水多因汗未干。

夫咳嗽者，未有不因感冒而成也。经曰：肺之令人咳，何也？岐伯曰：皮毛者，肺之合也，皮毛先受邪气，邪气得从其合，则伤于肺，是令嗽也。乍暖脱衣，暴热遇风，汗出未干，遽而戏水，致令伤风咳嗽，初得时面赤唇红，气促发热，此是伤风，痰壅作嗽，若嗽日久，津液枯耗，肺经虚矣。肺为诸脏华盖，卧开而坐合，所以卧则气促，坐则稍宽，乃因攻肺下痰之过，名曰虚嗽。又当补脾而益肺，借土气以生金，则自愈矣。

治宜推三关、六腑、肺经往上一百二十、二扇门、二人上马、五总六转六掐，多揉肺俞穴，掐五指节、合谷，运八卦，多揉大指根，掐精宁穴、涌泉、天门入虎口、版门。痰壅气喘，掐精灵穴，再掐版门；痰结壅塞，多运八卦；干咳，退六腑；痰咳，退肺经、推脾、清肾、运八卦；气喘，掐飞经走气，并四横纹。(《小儿推拿广意·中卷·咳嗽门》)

以上可以明显看出，《小儿推拿广意》已经完成了小儿推拿的脏腑辨证施法用穴，明显脱胎于儿科脏腑辨证施治用药体系。两个世纪后的《厘正按摩要术·列证·咳嗽》最终完成了小儿推拿病症治疗学理论的系统化，比较二书，缺少了篇前的歌诀，其小儿推拿病症治疗处方，基本一致，只是后者对手法作了量化处理，并采用推拿介质之葱水，更便于实际操作：

肺为华盖，职司肃清。自气逆而为咳，痰动而为嗽。其证之寒热虚实，外因内因，宜审辨也。肺寒则嗽必痰稀，面白，畏风多涕，宜温肺固卫。肺热则嗽必痰稠，面红身热，喘满，宜降火清痰。肺虚则嗽必气逆，汗出，颜白，飧泄，宜补脾敛肺。肺实则嗽必顿咳，抱首，面赤，反食，宜利膈化痰。外因在六淫，内因在脏腑，亦各有治法，而外治诸法，要不可缓。

分阴阳二百遍，推三关一百遍，退六腑一百遍，推肺经二百遍，掐二扇门二十四遍，掐二人上马二十四遍，揉肺俞穴二百遍，掐五指节二十四遍，掐合谷二十四遍，运八卦一百遍，揉大指根一百遍，掐精宁二十四遍，天门入虎口五十遍。痰壅气喘，加掐精灵三十六遍，掐版门二十四遍；痰结壅塞，加运八卦一百遍；痰咳，加推肺经，加推脾经，加清肾水，加运八卦各一百遍；气喘，掐飞经走气五十遍。凡推用葱水。(《厘正按摩要术·列证·咳嗽》)

三、学习要点

1. 把握目录卷次

该书上卷总论小儿推拿基础，包括辨证、取穴、立法等，中卷为儿科常见病的诊断和小儿推拿治疗，下卷附方。推拿与方脉结合，穴用脏腑辨证，法取温凉之性，开辟了穴位应用的崭新诊疗模式。切合实用，贴于临床。

把握目录卷次，还可以更正错误。如是书的三友本，将上卷之双凤展翅法与图置于卷末，实是未理解目次原意，望文生义，把双凤展翅法与手部推拿次第的十大手法，混为一谈。事实却是该法系对面部推拿次第后七法的总括，即五掐承浆一下，六掐两颊车一下，七掐两听会一下，八掐两太阳一下，九掐眉心一下，十掐人中一下，再用两手提儿两耳三下，只是将提儿两耳置前，掐法变为捏法而已。

再如，该卷之"十大手法"，本义为推拿手部次第之"七看寒热用十大手法"，为十种手法，即黄蜂入洞、苍龙摆尾等十种，而后世《厘正按摩要术》，却误认"十大手法"为一种手法名称，并将"黄蜂入洞"的具体内容，植入其中，造成混乱，名异而实同。

黄蜂入洞：以儿左手掌向上，医用二手中、名、小三指托住，将二大指在三关六腑之中，左食指靠腑，右食指靠关，中掐傍揉，自总经起循环转动至曲池边，横空三指，自下而复上，三四转为妙。《小儿推拿广意·中卷》

十大手法：法治乳滞感寒，将儿左手掌向上，医用二手中、名、小三指托住，将二大指轻按三关六腑中，左食指靠腑，右食指靠关，中掐傍揉，自总经起循环转动至曲池边，横空三指，自下复上，三四转为妙。《厘正按摩要术·取穴》

把握目录卷次，还可以补缺。还是上述示例，"推拿手部次第"中的"八运斛肘"，在该卷中并没有内容，中卷却有大量应用，当为作者遗漏，当补。

2. 重视图说

上卷总论推拿之理，其辨证、取穴、手法，均图文并茂，附图79幅，中卷附图1幅，总计80余幅图示。图文对读，始能准确掌握作者本义。仅脉图就有49种，若没有图示，真是难于正确理解，更谈不上临床辨证。穴图的描刻，对找准穴位，至关重要，图文对读，认真理解，才能下手正确，临床无虞。至于手法的正确施行，无图则错谬百出，甚至有图，也不见得就能清晰，更得老师亲手教授才行。

3. 民间验方的收集

是书收集了不少当时民间验方，如徐中垣先生家传香连散、陈孟昭先生白杏汤，要引起重视。

杜广中

2018 年 5 月于山东大学齐鲁医院

整理说明

一、此次点评，主要针对原书内容的难点、要点、失误，以及作者的学术思想或编者的编纂特点进行点评，而对文字只作必要的校勘。

二、以清江阴学古山房刊本为底本，校本为清道光二年壬午金阊三友堂本（三友本）、十二年壬辰嘉郡博古堂本（嘉郡本），清光绪十四年戊子本衙刊本（本衙本）、二十二年丙申登郡刊本（登郡本）、三十三年丁未上海醉经堂本（醉经本），清金阊同文堂藏版（同文堂本）。他校为《小儿按摩经》《小儿推拿秘旨》《幼科推拿秘书》《幼科铁镜》等。同时也吸取了近现代专家的研究成果。

三、对于因形误或音误造成的文字错误，在正文中径改，不出注。如“惊风（京风）”“宜（宣）”“掐（搯）”“梢（稍）”“候（侯）”“兮（今）”“灸（炙）”“塞（寒）”“夭（夫）”“司（可）”“井（并）”“般（船）”“疏（流）”“白（自）”“两（雨）”“互（五）”“眉（看）”“于（干）”“土（上）”“止（上）”“太（大）”“躁（燥）”“摩（磨）”“搏（博）”“拭（栻）”“往（望）”“盅（钟）”“劳（捞）”“慢（漫）”“毋（母）”“右（有）”“天竺黄（天竹黄）”“僵蚕（殭蚕）”等。

四、异体字，通假字，在正文中径改，不出注。如“误（悮）”

“诊（胗）”“槁（稿）”“纹（文）”“翻（番）”“颚（腭）”“燋（焦）”等。

五、中药名称如果没有错误而仅与现在规范药名不一致，保留原貌，不强行统一。

六、本书各图，据底本摹绘，图内注字之脱漏、倒置、讹字、错字等，据校本径改，不出注。

推拿广意序

盖古人往往以医道喻用兵，谓兵以审虚实，而脉以察阴阳，其间因时制用，凭乎一心。武穆云：神而明之，存乎其人。洵不诬也。至于小儿，则又微乎其术者。既无声色货利之郁于中，又无劳苦饥渴之积于外，而且口不能言，脉无从测，使非有独得之秘，审色观形，以流通其血气，调和其动静，则虽爱同珍宝，未有克自遂其长成者，则调治小儿一道，岂不最微且难哉！且天之生物，栽者培之。则在小儿，正萌芽生发之时也，培之又安，可不亟亟欤！《康诰》[①]曰：如保赤子，是婴儿之抚育。古人亦竞竞乎其慎之矣。余留心于此，偶得一编，乃推拿之法，诚治小儿金丹。苦无高明讨论，藏之有年。丙辰岁，余仗策军前，亲民青邑，去浙东开府陈公之辕仅百里许。陈公神于用兵，已声播寰区，而又善于此术。余得旦夕请正，以窃庆焉。然医以喻兵，此其征也。陈公素性泛爱，每以保赤为怀，不为自私，付之剞劂，而名曰《推拿广意》，是欲公之天下后世也。然圣人大道为心，必曰：老者安之，朋[②]友信之，少者怀之，则此举非即少怀之良法也欤！诚可为拔婴保赤之筮鉴云尔。

西蜀后学熊应雄运英谨识

---

① 康诰：指《尚书·周书·康诰》篇。

② 老者安之，朋：此处漫漶，据三友本及《论语·公冶长》补。

推拿广意上卷

楚清江陈世凯紫山重订
仁和王元璐尔调参阅
东川熊应雄运英公辑
梓州赵凤鸣岐　同校

总　论

夫人之借以为生者，阴阳二气也。阴阳顺行，所[①]则消长自然，神清气爽，阴阳逆行，则往来失序，百病生焉。而襁褓童稚，尤难调摄。盖其饥饱寒热，不能自知，全恃慈母为之鞠育。苟或乳食不节，调理失常，致成寒热，颠倒昏沉，既已受病，而为父母者，不思所以得病之由，却病之理，乃反疑鬼疑神，师巫祈祷，此义理之甚谬者矣。幸仙师深悯赤子之夭折，多缘调御之未良，医治之无术，秘授是书，神功莫测。沉离浮坎，而使水火既济；泻实补虚，而使五行无克，诚育婴之秘旨，保赤之弘功也。乃有迂视斯术，以为鲜当，譬如急慢惊风，牙关紧闭，虽有丹药，无可如何，先视其病之所在，徐徐推醒，然后进药，不致小儿受苦。则推拿一道，真能操造化夺天功矣，岂不神欤！然治当分六阴六阳，男左女右，外呼内应。三关取热，六腑取凉。男子推上三关为热、为补，退下六腑为凉、为泻；女

① 所：疑为衍文。

子推下三关为凉，退[①]上六腑为热。男顺女逆，进退之方，须要熟审。凡沉迷霍乱，口眼歪斜，手足掣跳，惊风呕吐，种种杂症，要而言之，止有四症，四症分为八候，八候变为二十四惊。阳掌十八穴，阴掌九穴，筋看三关，功效十二。惊有缓急生死之症，法有捏推拿做之功，先须寻筋推察，次用灯火按穴而行。审病针灸，对症投汤，无不随手而应，毋偏己见，毋作聪明，因症次第，分别而施。此为不传之秘诀也，留心救世者，曷慎勉旃。

【点评】是篇概述小儿患病之因，多缘调御之未良，明确反对鬼神论，坚决批判师巫祈祷的科学精神，至今熠熠生辉。其治疗则首倡推拿，审病针灸，对症投汤，综合施治。并要求医师毋偏己见，毋作聪明，因症次第，分别而施。确为真谛良言。

指南赋

保婴一术，号曰哑科。口不能言，脉无可视，惟形色以为凭，竭心思而施治。故业擅于专门，以补化工不及。欲知其病，必观乎色。左颊青龙属肝，右颊白虎属肺。天庭高而离阳心火，地阁低而坎阴肾水。鼻在面中，脾应唇际。观乎色之所见，知其病之所起。舌乃心之苗，目为肝之液。胃流注于两颐，肾通窍于两耳。爪则筋余，而脾为之运；发乃血余，而肾为之主。脾司手足，肾运牙齿。苟本脏之或衰，即所属之失惫。能观乎外，可知其内。红光见而热痰壅盛，青色露而惊痫怔悸。如煤之黑兮，中恶传逆；似橘之黄兮，脾伤吐痢。白乃疳劳，紫为热炽。青遮口角难医，黑掩太阳莫治。年寿赤光，多生脓血。山根青黑，频见灾危。朱雀贯于双瞳，火入水乡；青龙绕于四

① 退：原作“推”，据上文改。

白[①]，肝乘脾部。泻痢而面赤者须防，咳嗽面色青者可畏。面青而唇口撮，疼痛方殷；面赤而目窜视，惊搐将至。火光焰焰，外感风寒；金气浮浮，中藏积滞。乍[②]白乍黄，疳热连绵；又赤又青，风邪紧急。气乏兮囟陷成坑，血衰兮头毛作穗。脾冷则口角流涎，肝热则目生眵泪。面目虚浮，定腹胀而气喘。眉毛频蹙，必腹痛而多啼。风气二池如黄土，则为不宜；左右两颊似青黛，即成客忤。风门黑主疝而青主惊，方广昏暗凶而光滑吉。手如数物兮肝风将发，面若涂朱兮心火实炎。伸缩就冷，阳热无疑；坐卧爱暖，阴寒可必。肚大脚细，脾欲困而成疳；目瞪口张，势已危而必毙。察之若精，治必[③]得理。鸦声鱼口，枉费神思。肉脱皮干，神劳气乏。蛔出兮脾胃将[④]败，唇冷兮脏肺先亏。然五体以头为尊，一面惟神可恃，况乎声有轻重之不同，啼有干湿之顿异。病之初作，必先呵欠，火之将发，忽作惊啼。重舌木舌[⑤]，热积心脾。哽气喘气，火伤肝肺。齿龈宣露牙疳，不奚哺露食积。心热欲卧而不能，脾热好睡而不歇。咳嗽失音者肺痿，病后失音者肾怯。腹痛而口流清水者虫多，泻痢而大便酸臭者食积。口频撮而脾虚，舌长伸而心热。烦热在心，恶见灯光；疳热在脾，爱吃泥土。鸡胸兮肺火胀于胸膈，龟背兮肾风入于骨髓。鼻干黑燥，金受水刑。肚大青筋，土遭水克。丹[⑥]瘤疮疥，皆胎毒之留连；五疳泻痢，总食积之停滞。腹痛寒侵，口疮热炽[⑦]。脐风忌于一腊，变蒸防于周年。惊自热来，痫由痰至。惊本心生，风从肝使。急惊属热，宜乎清凉，慢惊属虚，宜于补治。痘曰天疮，疹曰麻子。痘属五脏，疹属六腑；疹宜清凉，痘宜温补。先明阴阳，次识脏腑。补泻得宜，治

---

① 四白：原作“两目”，据三友本、扫叶本和本衙本改。

② 乍：原作“生”，据三友本改。

③ 治必：原作“必然”，据醉经本改。

④ 将：原作“皆”，据三友本改。

⑤ 舌：原作“否”，据醉经本改。

⑥ 丹：原作“吁”，据三友本改。

⑦ 炽：原作“灯”，据三友本改。

有何误？贵临机之通变，毋执一之成模。

【点评】是赋系小儿推拿之辨证总括。其特点，惟形色以为凭；进而望色，继则察形。确为小儿推拿之辨证指南。

入门察色

五行多在面，吉凶要观形。
赤红多积热，风生肝胆惊。
面黄多食积，唇白是寒侵。
青黑眉间出，黄粱梦里人。
五声由肺出，肺绝哭无声。
气短咽喉塞，喘多医者惊。
哑声热不退，腹痛冷相侵。
听罢知虚实，存知在耳鸣。
小儿无脉诊，吉凶虎口凭。

面部气色，为十二经总现之处。而五位色青者，惊积不散，欲发风候；五位色红者，伤寒痰积壅盛，惊悸不宁；五位色黄[①]者，食积癥瘕，疳候痞癖；五位色白者，脉气不实，滑泄吐痢；五位色黑者，脏腑欲绝，为疾危恶候。面青眼青，肝之病也。面赤唇红，心之病也。面黄鼻黄，脾之病也。面颊白色，肺之病也。五脏各有所生，细探其色，即知表里虚实，禀赋盈亏。其补泻寒热之法，诚大彰明较著也。

【点评】以上引自《小儿按摩经·观形察色法》：盖面部气色，总见五位色青者，惊积不散，欲发风候；五位色红者，痰积壅盛，惊悸不宁；五位色黄者，食积癥伤，疳候痞癖；五位色白

① 黄：原作“积”，据《小儿按摩经》改。

者，肺气不实，滑泄吐利；五位色黑者，脏腑欲绝，为疾危。面青眼青肝之病，面赤心之病，面黄脾之病，面白肺之病，面黑肾之病。先别五脏，各有所主，次探表里虚实病之由。

五视法

凡视小儿神气脉色有五：一视两目，二听声音，三视囟门，四视形貌，五视毛发。但此五者，虽不能全，若得两目精神，声音响亮，十可保其六七耳。

一视两目。夫两目乃五脏精华所聚，一身精气所萃[①]。若睛珠黑光满轮，精神明快，儿必长寿。虽然加病，亦易痊愈。若白珠多，黑珠昏朦，睛珠或黄或小，精神昏懒，此父母先天之气薄弱，禀受既亏，儿多灾患也。

二听声音。凡小儿声音大而响亮，乃五脏六腑气血充盈，儿必易长成人。如生来不曾大声啼哭，此必有一脏阴窍之未通，神气之未足。或声如啾唧咿唔之状，此儿不寿必矣。

三视囟门。盖[②]儿前囟门乃禀母血而充，后囟门乃受父精而实。若前后囟门充实，其儿必寿。如父母精气不足，耽嗜酒色，令儿后囟空虚不实。如母之原禀不足，血弱病多，令儿前囟虚软不坚，多生疾病。如父母气血俱不足，其儿必夭，若此，则其父母亦不能保其天年耳！前囟即道家所谓泥丸宫，后囟即脑后顶门中，名曰[③]百会，前后囟门俱不合，名曰解颅。

四视形貌。凡儿口大鼻端，眉清目秀，五岳相朝，部位相等，此乃福寿之基，一生无疾。如口小鼻㖞，眉心促皱，皮肤涩滞，虽无病

---

① 萃：原作“钟”，据醉经本改。
② 盖：原作“盈”，据三友本改。
③ 曰：原作“目”，据三友本改。

而终夭。设或不夭，而终贫贱也。

五视毛发。夫毛发受母血而成，故名血余也。母血充实，儿发则色黑而光润。母血虚弱，或胎漏败堕，或纵酒多淫，儿发必黄槁焦枯，或生疳痨[1]之患，寿亦不长之兆也。

【点评】该文与其稍后之清 · 骆如龙《幼科推拿秘书 · 五视法》相似：该文五视为两目、声音、囟门、形貌、毛发，而后者为两目、囟门、形貌、毛发、耳门，其区别在声音与耳门的取舍。

正面诸穴图

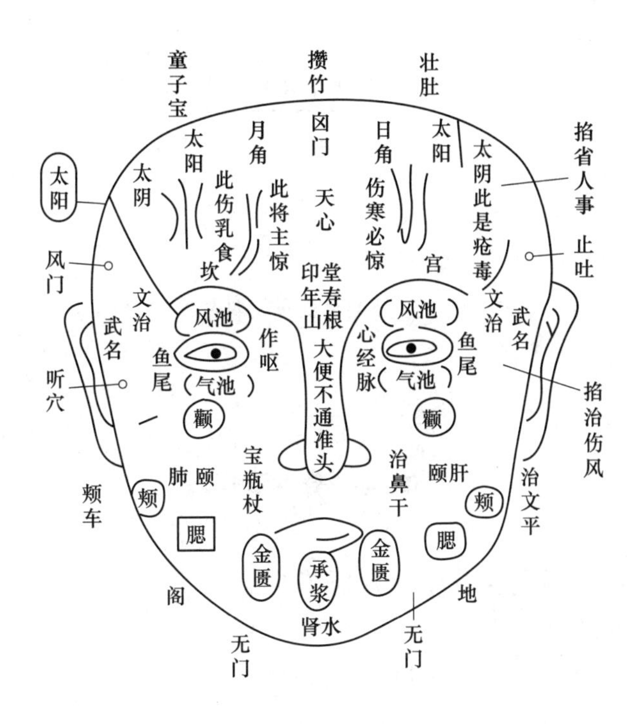

---

① 痨：原作"瘦"，据三友本改。

背面穴图[1]

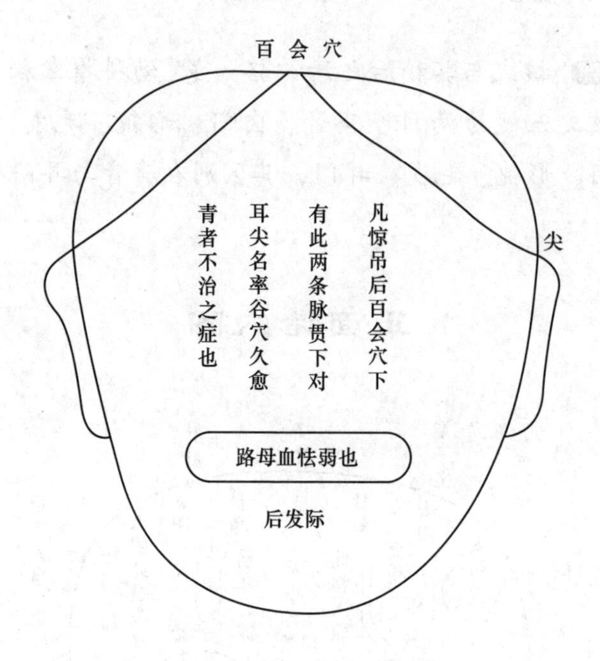

前脉不足者父母血弱也

面上诸穴歌

心属火兮居额上，肝主左颊肺右向，
肾水在下颏所司[2]，脾唇上下准头相。
肝青心赤肺病白，肾黑脾黄不须惑，
参之元气实与虚，补泻分明称神术。

---

① 背面穴图：原脱，据目录补。
② 司：原作“思”，按文义改。

额上青纹因受惊，忽然灰白命远巡，
何如早早求灵药，莫使根源渐渐深。
印堂青色受人惊，红白皆由水火侵，
若要安然无疾病，镇惊清热即安宁。
年寿微黄为正色，若平更陷夭难禁，
忽然痢疾黑危候，霍乱吐泻黄色深。
鼻头无病要微黄，黄甚长忧入死乡，
黑色必当烦躁死，灵丹何必救其殃。
两眉青者斯为吉，霍乱才生黄有余，
烦躁夜啼红色见，紫由风热赤还殂。
两眼根源本[1]属肝，黑瞳黄色是伤寒，
珠黄痰积红为热，黑白分明仔细看。
太阳青色始方惊，赤主伤寒红主淋，
要识小儿疾病笃，青筋直向耳中生。
风气二池黄吐逆，若还青色定为风，
惊啼烦躁红为验，两手如莲客热攻。
两颊赤色心肝热，多哭多啼无休歇，
明医见此不须忧，一服清凉便怡悦。
两颧微红虚热生，红赤热甚痰积停，
色青脾受风邪症，青黑脾风药不灵。
两腮青色作虫医，黄色须知是滞颐，
金匮之纹青若见，遭惊多次不须疑。
承浆青[2]色食时惊，赤主惊风所感形，
吐逆色黄红则痢，要须仔细与推寻。

【点评】该歌由《小儿按摩经 · 面色图歌》改编而成。

---

① 本：原作“木”，据三友本改。
② 青：原作“黄”，据《小儿按摩经 · 面色图歌》改。

小儿无患歌

孩儿常体貌，情态喜安然。
鼻内无清涕，喉中绝没涎。
头如青黛染，唇似点朱鲜。
脸芳花映竹，颊绽水浮莲。
喜引方才笑，非时口不宣。
纵哭无多哭，虽眠不久眠。
意同波浪静，情若镜中天。
此上多安吉，何愁疾病缠。

【点评】该歌引自明·龚廷贤《小儿推拿秘旨·小儿无患歌》：孩童常体貌，情态自殊然。鼻内干无涕，喉中绝没涎。头如青黛染，唇似点珠鲜。脸方花映竹，颊绽水浮莲。喜引方才笑，非时手不掀。纵哭无颠哭，虽眠未久眠。意同波浪静，性若镜中天。此候俱安吉，何愁疾病缠。

明·周于蕃《小儿推拿秘诀·看小儿无患歌》亦存。

调护歌

养子须调护，看承莫纵驰。
乳多终损胃，食壅即伤脾。
衾厚非为益，衣单正所宜。
无风频见日，寒暑顺天时。

入门候歌

五指梢头冷，惊来不可当。
若逢中指热，必定是伤寒。
中指独是冷，麻痘症相传。
男左女右手，分明仔细详。
初起寅关浅，纹侵过卯深。
生枝终不治，辰位命难存！

【点评】该歌见于《小儿按摩经·入门歌》：五指梢头冷，惊来不可安。若逢中指热，必定见伤寒。中指独自冷，麻痘症相传。女右男分左，分明仔细看。儿心热跳是着唬，热而不跳伤风说。凉而翻眼是水惊，此是入门探候诀。

《小儿推拿秘诀·看指定诀歌》同上。

入门试法

男左女右，看关纹时，即掐中指节，舌出者死，吸而痛者生。如久不醒，掐中指，咬昆仑穴。

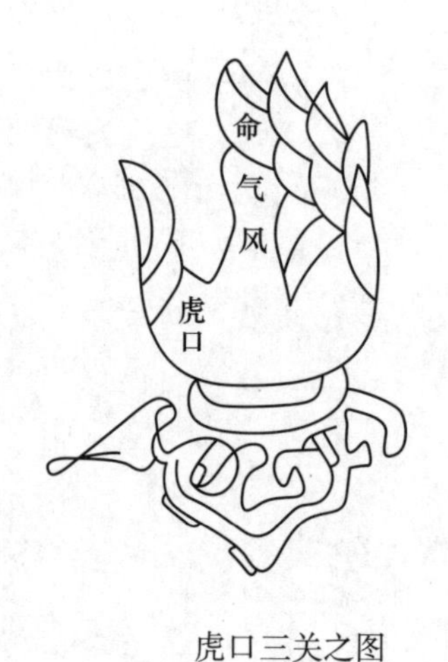

虎口三关之图

虎口三关图

虎口叉手处是也，三关第二指仄是也。风关第一节寅位，气关第二节卯位，命关第三节辰位。

四十九脉图解[1]

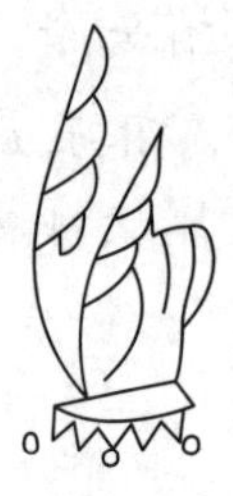

流珠形，主夹食膈热，三焦不和，气不顺，饮食欲吐或泻，肠鸣自利，烦躁啼哭。

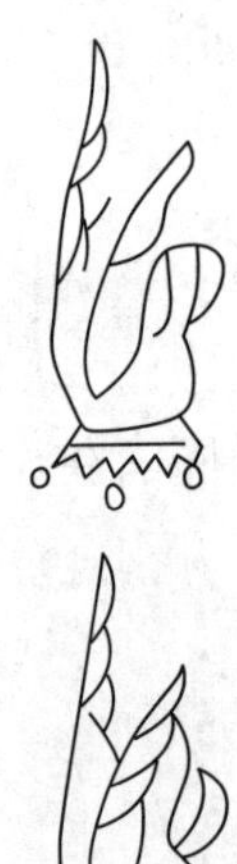

环珠形，主气不和，脾胃虚弱，饮食伤滞，心腹膨胀，烦闷作热。

长[2]珠形，主夹积食，肚腹疼痛，或发寒热，胁肋膨胀，饮食不化，虫动不安。

① 四十九脉图解：原脱，据目录补。
② 长：原作“地”，据三友本、《小儿按摩经·六筋图》及其后之《详解脉纹》篇改。

来蛇形，主中脘不和，积气攻敕，饮食不下，疳气欲传，脏腑不宁，膨满干呕。

去蛇形，主脾胃虚弱，食积吐泻，烦躁气粗，渴烦喘息，饮食不化，神困多睡。

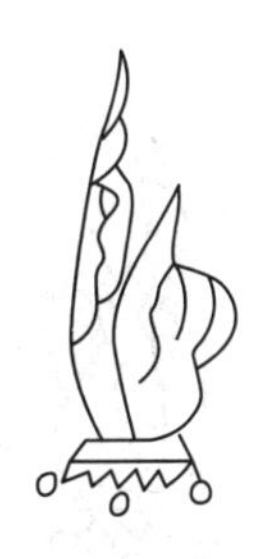

弓反外形，主痰热，心神不宁，睡卧不稳，身体作热，夹惊夹食，风痫等[①]症。

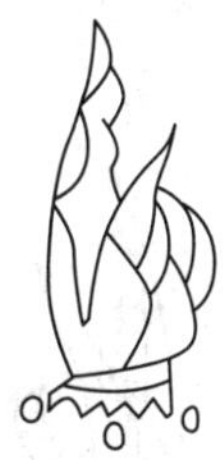

弓反里形，主感受寒邪，头目昏重，心神惊悸，沉默倦怠，四指梢冷，咳嗽多痰，小便赤色。

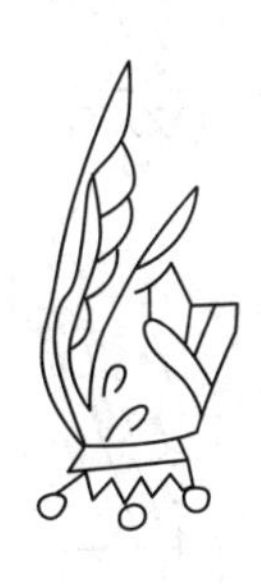

枪形，主邪热痰盛，精神恍惚，睡不安稳，生风发搐，惊风传受。

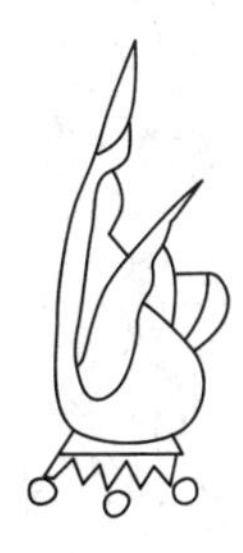

① 风痫等：原作“风痼笴”，据三友本及《小儿按摩经 · 六筋图》改。

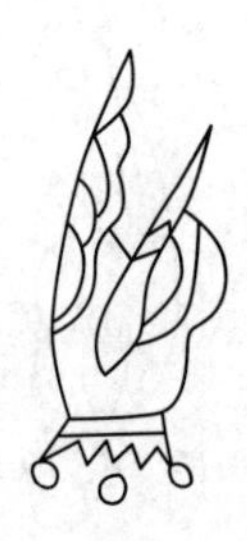

鱼骨形，主惊风痰热症候，速宜截风化痰，利惊退热。若失于治，必变他症。

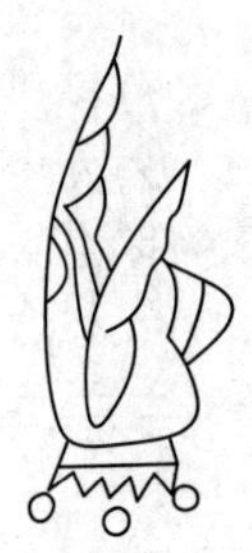

水字形，在风关主惊风入肺，咳嗽面赤；气关主膈有虚涎，虚积停滞；命关主惊风，疳疾危笃。

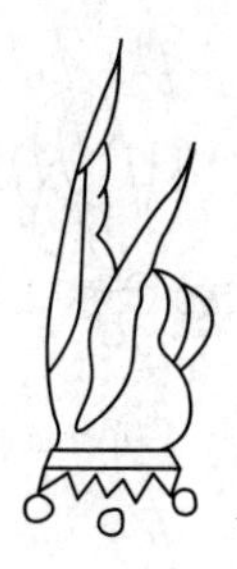

针形，在风关青黑色主水惊，气关赤色主疳积，命关有此五色者，及通度三关，主急慢惊风难治。

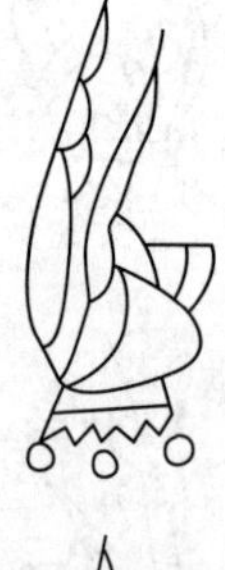

透关射指形，主惊、风、痰、热四症，皆聚胸膈而不散，其候虽重，症顺则可治疗。

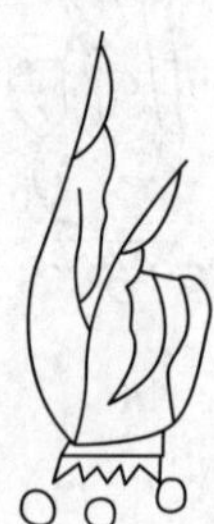

透关射甲形，主惊风恶候，传入经络则风热发生，并入八候，虚痰壅塞，危急之症，最难疗治。

脉如乱丝，主腹中冷泻，唇色青白，手足似冰，虚生惊跳。

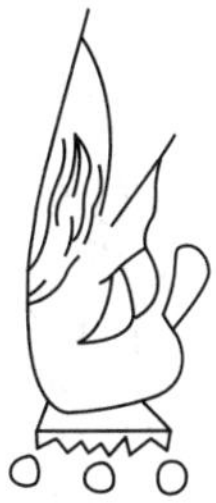

形如蛇尾，色紫红，主惊食伤脾，又夹风[1]寒，头面胸腹，温温作热。

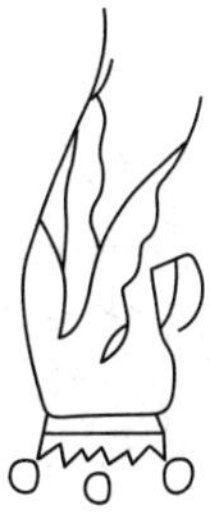

此脉须知是风脉。

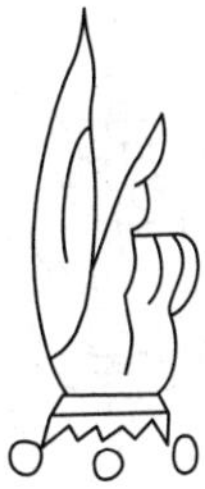

此脉方知是气脉。

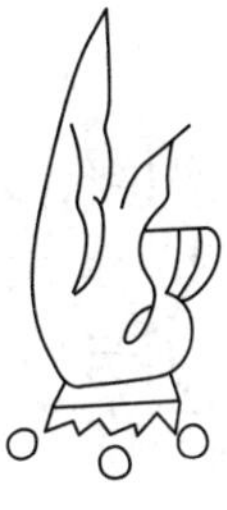

此形在风关，主疳积病。

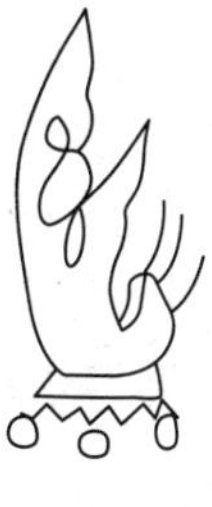

① 风：原作“脉”，据三友本、扫叶本和本衙本改。

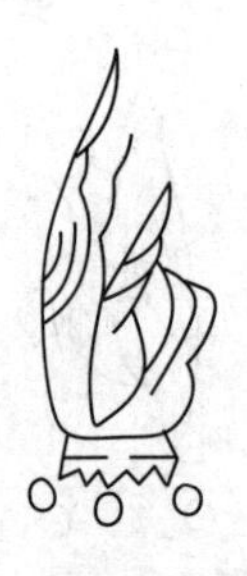

主惊风气伤寒[1]。

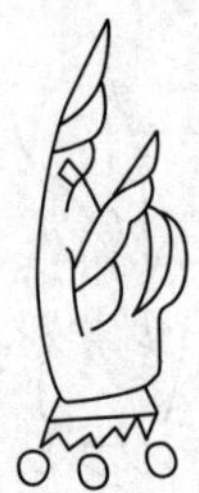

此形如环，见风关，主肝脏疳有积聚；气关主疳入胃，吐逆不治；命关无药可治。

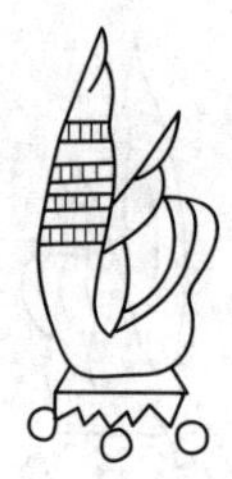

此纹若在风气二关，易治；命关通度，难治。

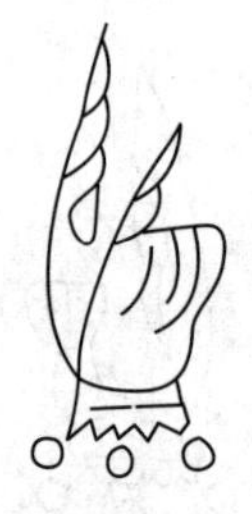

曲向里者是气疳。

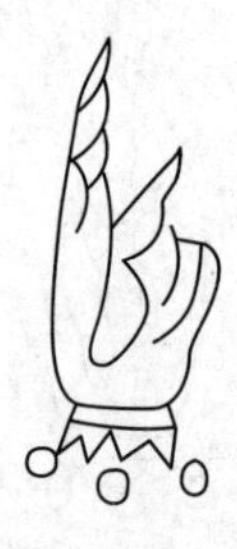

曲向外者是风疳。

---

① 主惊风气伤寒：此处疑有脱文，当有脉形描述。扫叶本与本衙本同。

脚斜向右，是伤寒身热，不食无汗。

脚斜向左，是伤风身热，不食有汗。

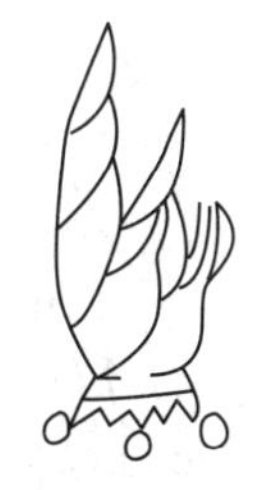

双钩脉者，即是伤寒。

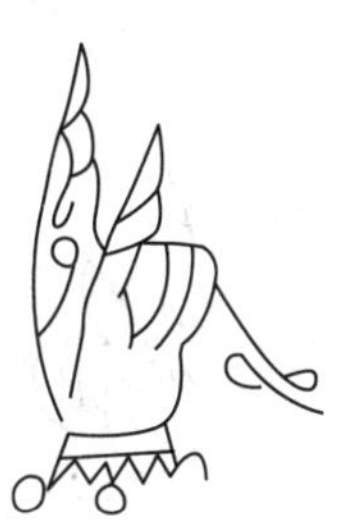

三曲如长虫者，是伤哽物。

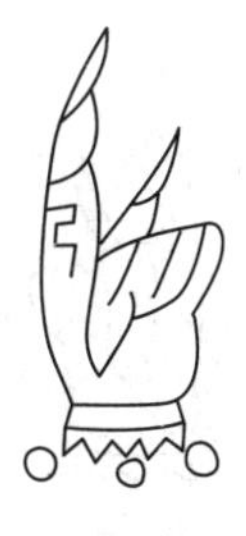

此形如环有脚者，是伤食。

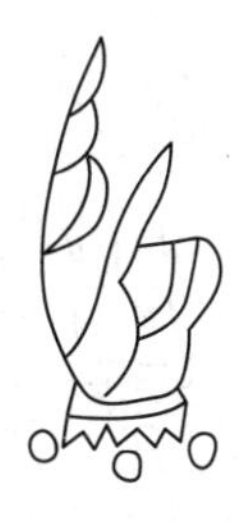

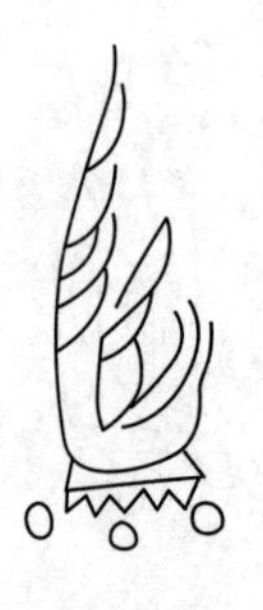

三枪形主痞积候。

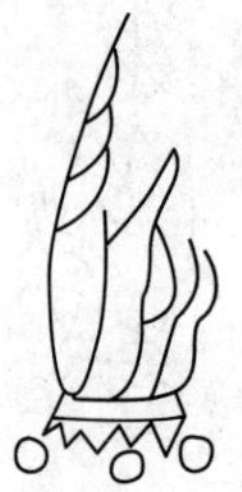

脉形如鸥飞主惊风。

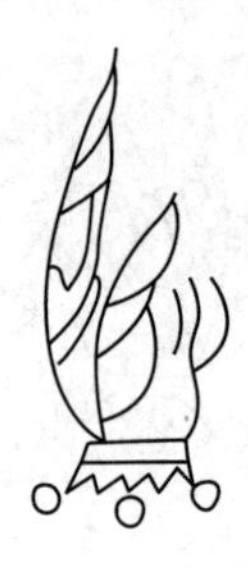

此形主中焦热病。

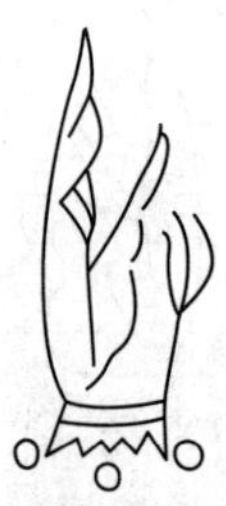

如形，两曲交运者，主风候。

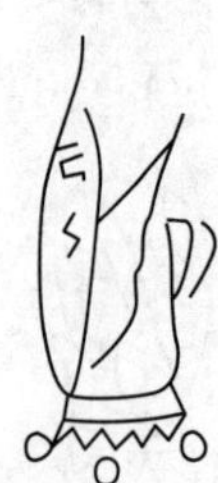

世人要识伤冷证，三突西兮三凸东。

此形，主耳鼻冷疮疳虫。

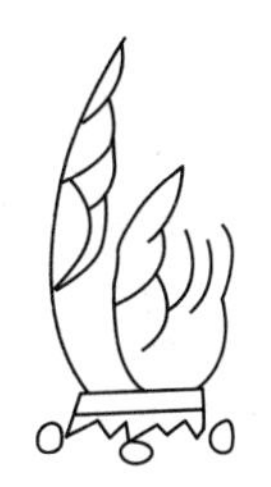

两脉皆曲主蛔虫。

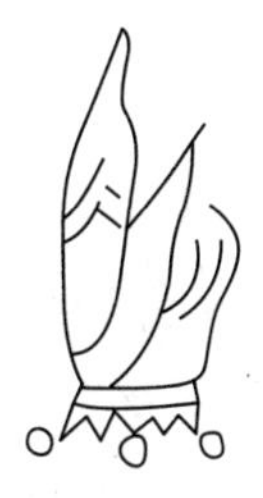

中央大，两头尖，红色者，主惊风发热；若透三关，主无辜疳疾，必死。

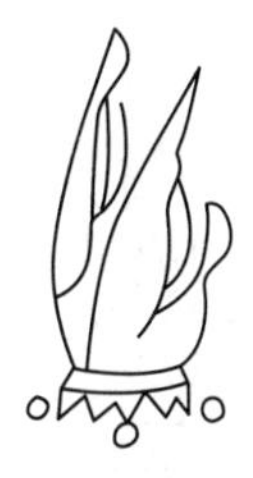

头小尾大黄色者，主硬物伤胃，壮[①]热眼闭或惊吊。

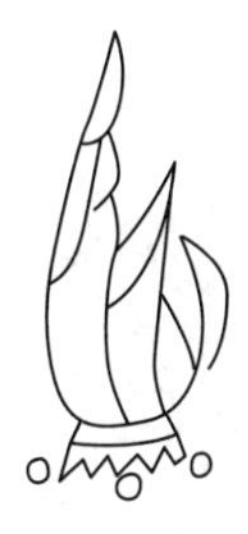

红色在节中间通直者，主惊风发搐；一头红一头白者，顺。

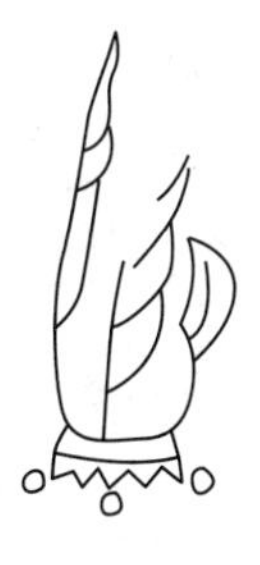

① 壮：原作“肚”，据三友本改。

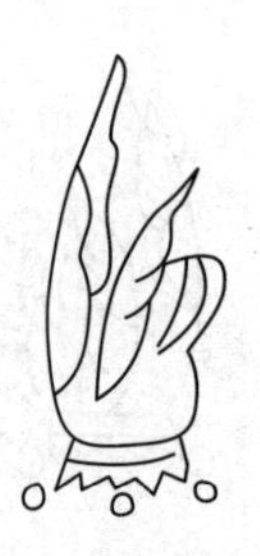

紫色至关乃是疳，必死。

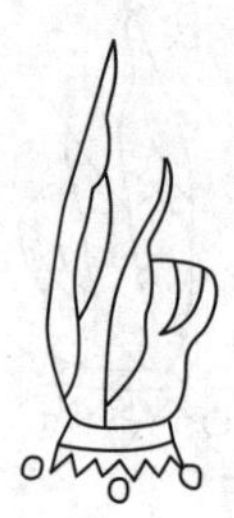

上红下白，名为火光，火克金也，过关及遇①五行相克者，必死。

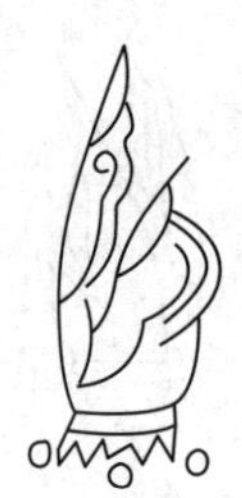

此形如曲虫，在风关，主疳，积聚，胞高肚大；气关，主大肠秽积；命关，主心脏传肝，难治。

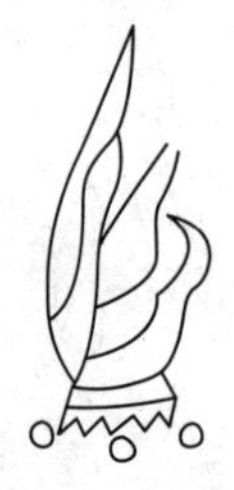

凡脉不见，虎口如云尘色者，是客忤鬼祟之脉，宜求神禳之，脉见大小不拘，定主有凶。

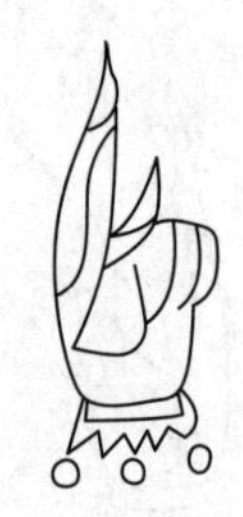

三曲透命关，主惊风死。

---

① 遇：原作"抵"，据三友本改。

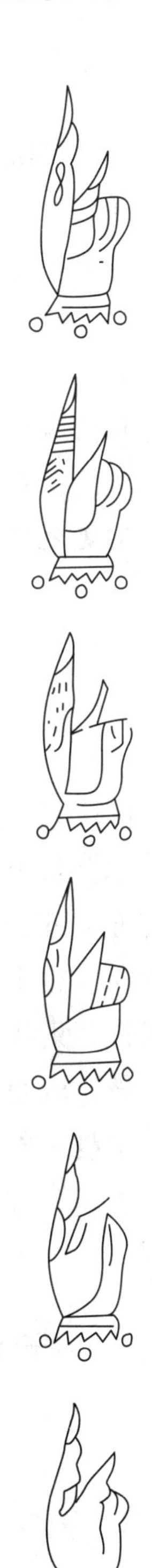

此形在风关，主肝脏疳积，气关主脾冷吐逆，不治；命关必死。

此形见关中，或手上，或面部，皆死候也。

此形如乱虫，主疳食积，亦有必死之候。

此形见风关青色易治，是初惊候，黑色难治，在气关青色，主疳劳身热；命关青色，主虚风和传脾，难治。

风关如乙字形，主肝脏惊风，易治；气关如乙字形，主惊风；命关如乙字，青黑色难治。

主惊风，其状或单或双，逆来。

【点评】该文源于《小儿按摩经·六筋图》，是书详解流珠、环珠、长珠、来蛇、弓反里弯向中指、弓反外弯向大指、枪形、针形、鱼骨、鱼刺、水字、乙字、曲虫、如环、曲向里、曲向外、斜向右、斜向左、长虫、虬文、透关射指、透关射甲、勾脉等二十三脉之图，包括脉纹描述、主病、功效。当为该文四十九脉之滥觞，但该文缺脉纹描述和功效，且增辨证、二者主病不尽相同，对新增加之脉图，尚未命名，仅有脉纹描述，可见其前后演变之确证。

详解脉纹

流珠只一点红色，环珠其形差大，长珠其形圆长，以上非谓圈子，总皆红脉贯气之如此。来蛇即是长珠散长，一头大，一头尖，去蛇亦如此，乃分其上下朝，故曰去来。角弓反张，向里为顺，向外为逆。枪形直上，鱼骨分开，水字即三脉并行，针形即过关一二粒米许，射甲命脉射外，透指命脉曲内，四十九位，悉有轻重，自微至著，轻重参详[①]。色有五者，黄红紫青黑也，其病盛色能加变：黄盛即越黄红之色；红盛作紫，纹成红紫之色；紫盛作青，又有青紫之色；青盛作黑，又有青黑之色。至于纯黑之色，不可得而治之也。

【点评】该篇对其上之《四十九脉图解》，作详细归纳，言简意赅，又见于《小儿按摩经·三关》，但较之更为简洁、易懂。

① 详：原作“许”，据三友本及标题改。

辨色歌

紫热[1]红伤寒，青筋[2]白是[3]疳，
黑纹因中恶，黄色困脾端。

【点评】该歌引自明·龚廷贤《小儿推拿秘旨·虎口三关察纹图》。比较明清三家有关该歌之演变：其名称由明·龚廷贤《虎口三关察纹图》，演变为是书清·熊应雄《辨色歌》，再变为清·骆如龙《看食指定症诀》，实在是雾里看花。

其内容在龚廷贤和骆如龙，均明确为虎口三关部位的指纹察色，而是书却模糊不详。具体内容也大有不同，了解其文献演变的重要性，由此可见一斑：

紫热红伤寒，青筋白是疳，黑时为中恶，黄即困脾端。（明·龚廷贤《小儿推拿秘旨·虎口三关察纹图》）

紫色红伤寒，青惊白色疳，黑纹因中恶，黄色困脾端。（清·熊应雄《小儿推拿广意·辨色歌》）

虎口有三关，紫热红伤寒，青惊白是疳，黑即人中恶，黄者是脾端。三关者，即风气命三关也。（清·骆如龙《幼科推拿秘书·看食指定症诀》）

---

① 热：原作“色”，据《小儿推拿秘旨》和《幼科推拿秘书》改。
② 筋：原作“惊”，据《小儿推拿秘旨》改。
③ 是：原作“色”，据《小儿推拿秘旨》和《幼科推拿秘书》改。

五指冷热歌

入门须辨婴儿性，男左女右分明认。
五指若还冷似冰，此是惊风来得盛。
五指心口热似火，夹食伤寒风邪症。
食中名指热风寒，食中名冷吐泻定。
中指热兮是伤寒，中指冷兮麻痘认。
食指热兮上身烧，食指冷兮上膈闷。
中名热兮夹惊风，中名冷兮伤食症。

【点评】该文实引自《小儿按摩经·入门歌》，系该本《入门候歌》的补充说明。

审候歌

囟门八字病非常，惊透三关命不长。
初关乍入惊微病，次节相侵亦可防。
筋赤热兮因食隔，筋青端被水风伤。
筋黑却因[1]风水冷，紫筋兼被有阴阳。
寒热相均兼赤白，红筋定是热宜凉。
重病不宜筋见白，筋白寒深可救忙。
筋连大指阴寒症，筋若生花定不祥。
筋带悬针主吐泻，筋纹关外命非常。
四肢瘫冷腹膨胀，吐泻多因乳食伤。

---

① 因：原作“时”，据三友本改。

鱼口鸦声并[1]气急，犬吠人唬[2]受惊狂。
膀胱涝病真难认，天心一点彻[3]膀胱。
口噫心哕并气吼，指冷昏沉命莫当。
口中气喘并气急，眼翻手掣可推慌。
鼻干嘴黑筋见影，牙黄口白眼睛光。
声气改时颜不改，手舞足蹈语颠狂。
两手乱抓如鸡爪，目睛不动眼如羊。
疳论上下须凭灸，大抵横纹是痉方。
天心穴上分高下，更须心细别阴阳。
如此孩提筋不好，命去南柯大路傍。
小儿若犯宜推早，如是推迟命必亡。
病重须凭灯心断，病轻手法亦宜常。
神仙留下真方法，后学能通名姓扬。

【点评】该歌引自《小儿按摩经·认筋法歌》与《小儿推拿秘诀·看小儿被惊法歌》，并有补充。

自秦汉以来的针灸学，有关体表血管的概念，在经络学说为“络脉”，在明清小儿推拿学已悄悄演变为“筋”。比较《小儿按摩经·认筋法歌》，可以看到约一个世纪后的学术进步，该歌补充如下：

筋黑却时风水冷，紫筋兼被有阴阳。
寒热相均兼赤白，红筋定是热宜凉。
重病不宜筋见白，筋白寒深可救忙。
膀胱涝病真难认，天心一点散膀胱。
口噫心哕并气吼，指冷昏沉命莫当。

---

① 并：原作“因”，据《小儿按摩经·认筋法歌》改。
② 唬：原作“喝”，据《小儿按摩经·认筋法歌》改。
③ 彻：原作“散”，据三友本改。

口中气喘并气急，眼翻手掣可推慌。
鼻干嘴黑筋见影，牙黄口白眼睛光。
声气改时颜不改，手舞足蹈语颠狂。
两手乱抓如鸡爪，目睛不动眼如羊。
疳论上下须凭灸，大抵横纹是痉方。
天心穴上分高下，更须心细别阴阳。
如此孩提筋不好，命去南柯大路傍。
小儿若犯宜推早，如是推迟命必亡。
病重须凭灯心断，病轻手法亦宜常。

脉法歌

小儿六岁须凭脉，一指三关定数息。
迟冷数热古今传，浮风沉积当先识。
左手人迎主外邪，右手气口主内疾。
外邪风寒暑湿侵，内候乳食痰兼积。
浮[①]紧无汗是伤寒，浮缓伤风有汗液。
浮而洪大风热盛，沉而细滑[②]乳食积。
沉紧腹中痛不休，沉弦[③]喉间作喘急。
紧促之时疹痘生，紧数之际惊风疾。
虚软慢惊作瘈[④]疭，紧盛风痫发搐掣。
软而细者为疳虫，牢而实者必便结。

---

① 浮：原作“淇”，据醉经本改。
② 滑：原作“浊”，据三友本改。
③ 弦：原作“强”，据三友本改。
④ 瘈：原作“疾”，据三友本改。

滑主痰壅食所伤，芤[1]脉必主于失血。
虚而有气为之惊，弦急客忤君须识。
大小不匀为恶候，三至为脱二至卒。
五至为虚四至损，六至平和曰无疾。
七至八至病犹轻，九至十至病势极。
十一二至死无疑，此诀万中无一失。

凡小儿三岁以上，乃用一指按寸关尺三部。常以六七至为平脉，添则为热，减则为寒，洪浮风盛，数则多惊，沉滞为虚，沉实为积。

【点评】该歌与其稍后之清·骆如龙《幼科推拿秘书·切脉》同，可以看出明显的传承关系。

闻小儿声音

心主声从肺出，肺绝啼哭无声，
多啼肝胆客风惊，气缓神疲搐盛。
音哑邪热侮肺[2]，声清毒火无侵，
鸦声瘈疭喉非祯，相克必归泉冥[3]。
直声往来而无泪者是痛，连声不绝而多泪者是惊。
兹燕烦躁者难愈，疏促声音者感寒。

【点评】该歌与其稍后之清骆如龙《幼科推拿秘书·闻声察病歌》相似。

---

① 芤：原作“乳”，据三友本改。
② 肺：原作“阽”，据三友本及清·骆如龙《幼科推拿秘书》卷一《闻声察病歌》改。
③ 冥：原作“寔”，据三友本改。

辨小儿五音

五音以应五脏，金声响，土声浊，木声长，水声清，火声燥。肝病声悲，肺病声促，心病声雄，脾病声慢，肾病声沉。大肠病声长，小肠病声短，胃病声速，脾病声清，膀胱病声微。声轻者气弱也，重浊者痛与风也。高声者热欲狂也，声噎者气不顺也。喘者气促也，声急者惊也。声塞者痰也，声战者寒也，声浊沉静者疳积也。喷嚏者伤风也，呵欠者神倦也。声沉不响者，病势危也，如生来不大啼哭，声啾唧者夭也。既能识其声音，又当辨其气色，即知其病之根源矣。

为医固难，及幼尤难，故医者诊视小儿之证，倘色脉精切，则死生可判，若以恐触病家之讳，犹豫其说，不吐真情，稍有差池，必遭其怨。与其受怨于后，孰若告之于先，纵有危难，夫复何怨？昔扁鹊见桓侯曰：疾在腠理，不治将深。桓侯不信，复见曰：疾在骨髓，虽司命无如之何。后果弗起，学者于此触类究心，斯有得于扁鹊之妙旨。

【点评】此处与其稍后之清·骆如龙《幼科推拿秘书·辨小儿声音秘旨》相似。五音以应五脏。金主声响，土主声浊，木主声长，水主声清，火主声燥。

阳掌之图

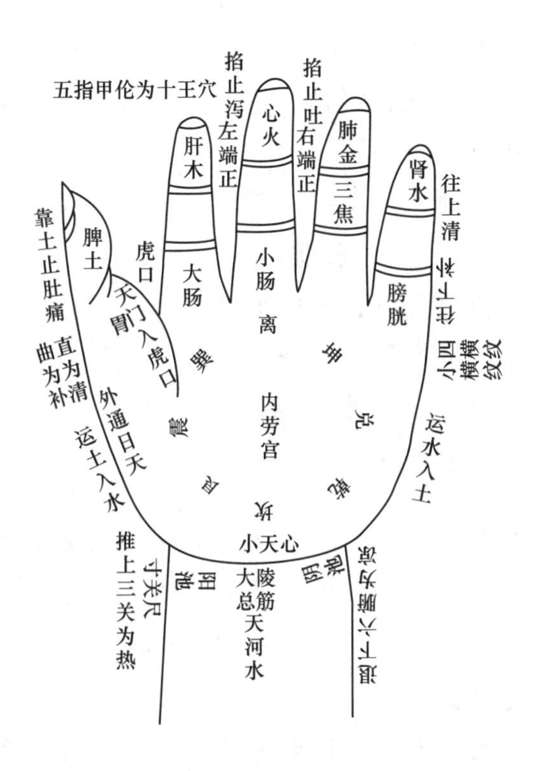

阳掌十八穴部位疗病诀

脾土，补之省人事，清之进饮食。

肝木，推侧虎口，止赤白痢、水泄，退肝胆之火。

心火，推之退热发汗，掐之通利小便。

肺金，推之止咳化痰，性主温利。

肾水，推之退脏腑之热，清小便之赤，如小便短，又宜补之。

运五经，运动五脏之气，开咽喉，治肚响气吼、泄泻之症。

运八卦，开胸化痰，除气闷，吐乳食，有九重三轻之法，详见区内[①]。

四横纹，掐之退脏腑之热，止肚痛，退口眼歪斜。

小横纹，掐之退热除烦，治口唇破烂。

运水入土[②]，身弱肚起青筋，为水盛土枯，推以润之。

运土入水，丹田作胀，眼睁，为土盛水枯，推以滋之。

内劳宫，属火，揉之发汗。

小天心，揉之清肾水。

版[③]门穴，揉之除气吼，肚胀。

天门入虎口，推之和气，生血生气。

指上三关，推之通血气，发汗。

中指节，推内则热，推外则泻。

十王穴，掐之则能退热。

【点评】该诀出自《小儿按摩经·阳掌图各穴手法仙诀》，其中有十三穴相同，增加五穴。二书比较，是书有以下特点：

1. 手法多推，而《小儿按摩经》多掐，其手法描述详细、操作性较本书为详。如：

脾土，补之省人事，清之进饮食。(《小儿推拿广意》)

掐脾土，曲指左转为补，直推之为泻，饮食不进，人瘦弱，肚起青筋，面黄，四肢无力用之。(《小儿按摩经》)

2. 穴位名称标准化，功效表述更规范，穴位数量有增删。

---

① 内：原作“丙”，据三友本改。以上11字为小字，据三友本及《幼科推拿秘书》卷三《手法注释四十二条》，当为“有九重三轻之法，详见区内”。

② 土：此处漫漶，据本衙本补。

③ 版：此处漫漶，据三友本改。

阴掌九穴部位疗病诀

阴掌之图

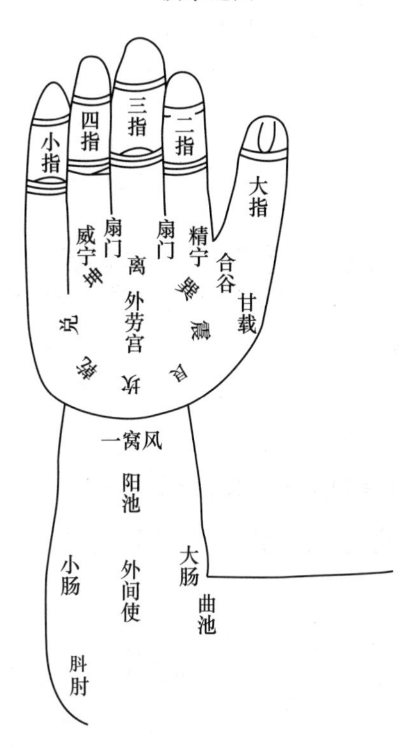

五指节，掐之去风化痰，苏醒人事，通关膈闭塞。

一[1]窝风，掐之止肚疼，发汗去风热。

威宁，掐之能救急惊卒死，揉之即能苏醒。

二[2]扇门，掐之属火，发脏腑之热，能出汗。

外劳宫，揉之和五脏潮热，左清凉，右转温热。

二人上马，掐之苏胃气，起沉疴，左转生凉，右转生热。

---

① 一：原脱，据图及下文补。

② 二：原作“三”，据《小儿按摩经·阴掌图各穴手法仙诀》改。

外八卦，性凉，除脏腑秘结，通血脉。

甘载，掐之能拯危症，能祛鬼祟。

精宁，掐之能治风哮[1]，消痰食痞积。

【点评】与《小儿按摩经》合参，可以明显看出小儿推拿穴位学的早期演变痕迹，九穴中除外甘载，于《小儿按摩经·阴掌图各穴手法仙诀》中均有记载，且多用掐法，惟功效描述，该诀更条理。

附：臂上[2]五穴部位疗病诀

大陵，掐之主吐。

阳池，掐之主泻。

分阴阳，除寒热泄泻。

天河水，推之清心经烦热，如吐宜多运。

三关，男左三关推发汗，退下六腑谓之凉；女右六腑推上凉，退下三关谓之热。

---

① 哮：原作“孝”，据本衙本和醉经本改。

② 臂上：原作“胃十”，据目录及下文体例改。

足部之图

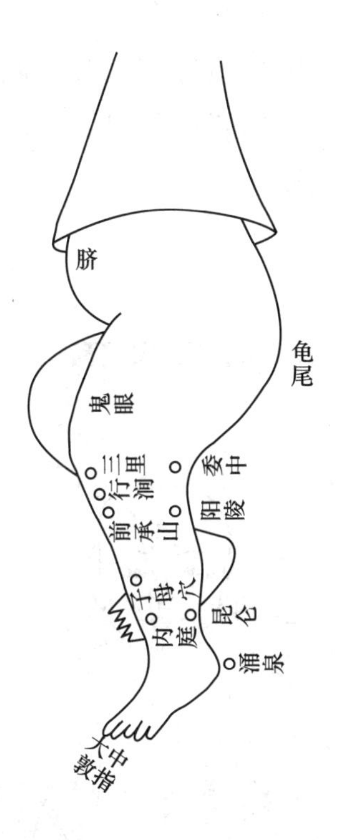

足部十三穴部位疗病诀[1]

脐上，运之治肚胀气响，如症重则周回用灯[2]火四燋。

龟尾，揉之止赤白痢，泄泻之症。

三里，揉之治麻木顽痹。行涧穴同功。

委中，掐之治往前跌扑昏闷。

---

① 诀：原作“讠”，据目录及三友本改。

② 灯：原脱，据本衙本和醉经本补。

内庭，掐之治往后跌扑昏闷。

太冲，掐之治危急之症，舌吐者不治。

大敦，掐之爪惊不止，将大指屈而掐之。

涌泉，揉之左转止吐，右转止泻。

昆仑，灸之治急慢惊风危急等症，咬之叫则治，不叫不治。

前承山，掐之治惊来急速者。子母穴同功。

后承山，揉之治气吼发汗。

正面之图

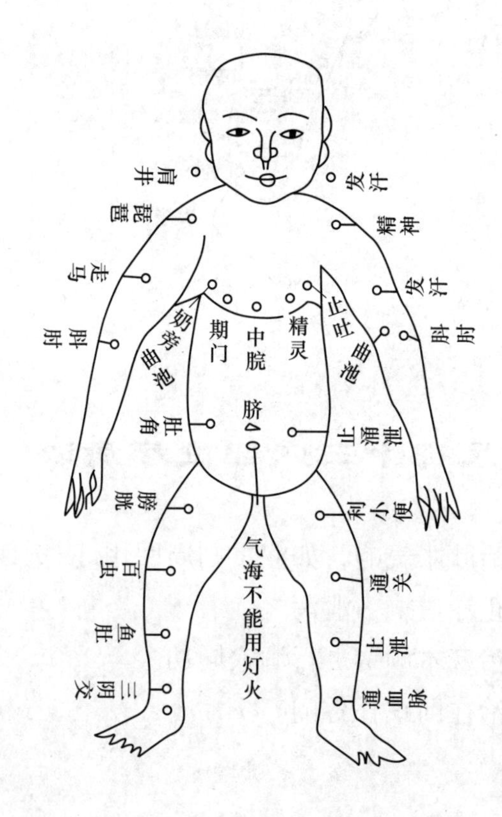

背面之图

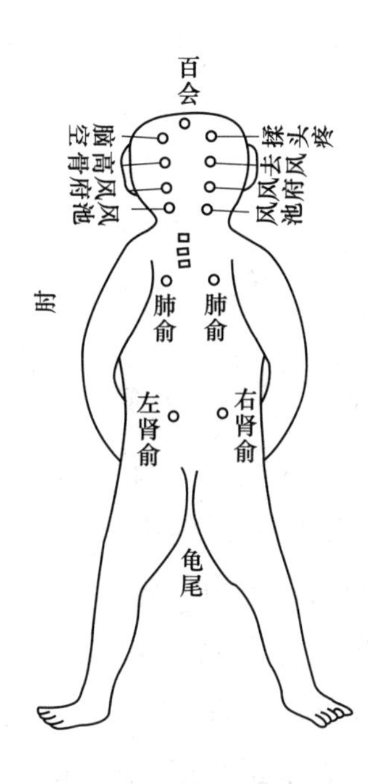

推　法

一推坎宫，自眉心分过两旁。二推攒竹，自眉心交互直上。三运太阳，往耳转为泻，往眼转为补。四运耳背高骨，推后掐之，大指并掐。一听会、二风门、三太阳、四在额、五以一指独掐天心下，而后高骨、耳珠、人中、承浆，俱不必太重，此面部常用不易者。举诸般惊症、伤寒、疟痢，俱不可少。如遇久病瘦弱，多汗痢疾，推而不掐为是。由是推手先从三关，悉从指尖上起也，而亦重虎口并合谷[①]。而不知补脾胃，培一身之根本；分阴阳，分一身之寒热，亦不可缓焉。运八卦，凉则多补，热则多泻；分阴阳，阳则宜重，阴则宜轻。若夫五脏六腑，如咳嗽推肺[②]，烦[③]躁推心之类，岂可一概而混施哉！总在人心，因病举指，用舍变通耳。由是推脚宜运昆仑，以四指围而掐之，倘热急吼喘，即诸穴未推之，先在承山推下数遍为妙，其余亦在人审症，不悉。

拿　法

太阳二穴属阳明，起手拿之定醒神。
耳背穴原从肾管，惊风痰吐一齐行。
肩井肺经能发汗，脱肛痔漏总能遵。
及至奶旁尤属胃，去风止吐力非轻。
曲池脾经能定搐，有风有积也相应。
肚痛太阴脾胃络，肚疼泄泻任拿停。
下部四肢百虫穴，调和手足止诸惊。
肩上琵琶肝脏络，本宫壮热又清神。
合谷穴原连虎口，通关开窍解昏[④]沉。
鱼肚脚胫抽骨处，醒神止泻少阳经。
莫道膀胱无大助，两般闭结要他清。
十二三阴交穴尽，疏通血脉自均匀。
记得急惊从上起，慢惊从下上而行。

---

① 谷：原作“欲”，据文义改。
② 肺：原作“并”，据三友本改。
③ 烦：原作“行”，据三友本改。
④ 昏：原作“谷”，据三友本改。

此是神仙真妙诀，须教配合[1]要知音。
天吊眼唇都向上，琵琶穴上配三阴。
先是百虫穴走马，通关之后降痰行。
角弓反张人惊怕，十二惊中急早针。
肩井颊车施莫夺，荆汤调水服千金。
此后男人从左刺，女人反此右边针。
生死入门何处断[2]，指头中甲掐知音。
此是小儿真妙诀，更于三部看何惊。

又拿法[3]

又：
究其发汗如此说，要在三关用手诀。
只掐心经与内劳，大汗三至何愁些。
不然重掐二扇门，大如霖雨无休歇。
右治弥盛并水泻，重掐大肠经一节。
侧推虎口见功夫，再推阴阳分寒热。
若问男女咳嗽多，要知肺经多推说。
离宫推起乾宫止，中间只许轻轻捏。
一运八卦开胸膈[4]，四推横纹和气血。
五脏六腑气来闭，运动五经开其塞。
饮食不进人著吓，推动脾土即吃得。
饮食若减人瘦弱，该补脾土何须说。

① 合：原作“今”，据三友本改。
② 断：原作“一”，据三友本改。
③ 又拿法：原脱，据目录补。
④ 胸膈：原作“胎开”，据三友本改。

若还小便兼赤白，小横纹与肾水节。
往上而推为之凉，往下而推为之热。
小儿如著风水吓，推动五经手指节。
先运八卦后揉之，自然平息风关脉。
大便闭塞久不通，皆因六腑多受热。
小横纹上用手工，揉掐肾水下一节。
口吐热气心经热，只要天河水清切。
总上掐到往下推，万病之中都用得。
若还遍身不退热，外劳宫揉掐多些。
不问大热与大潮，只消水里捞明月。
天河虎口斛肘穴，重揉顺气又生血。
黄蜂入洞寒阴症，冷痰冷咳都治得。
阳池穴上止头疼，一窝风治肚痛[①]疾。
威灵穴救卒暴死，精宁[②]穴治咳嗽逆。
男女眼若睁上去，重揉大小天心穴。
二人[③]上马补肾水，管教苏醒在顷刻。
饮食不进并[④]咳嗽，九转三回有定穴。
运动八卦分阴阳，离坎乾震有分别。
肾水一纹是后溪，推上为补下为泄。
小便闭塞清之妙，肾经虚便补为捷。
六腑[⑤]专治脏腑热，遍身寒热大便结。
人事昏沉总可推，去病浑如汤沃[⑥]雪。

---

① 肚痛：原作“一人”，据《小儿按摩经·要诀》及三友本改。
② 宁：原作“灵”，据三友本改。
③ 人：原作“木”，据三友本改。
④ 并：原作“分”，据三友本改。
⑤ 腑：原作“服”，据三友本改。
⑥ 沃：原作“汗”，据三友本改。

总筋天河水除热，口中热气并[1]弄舌。
心经积热眼赤红，推之即好真口诀。
四横纹和上下气，吼气肚痛皆可止。
五经能通脏腑热，八卦开胸化痰逆。
胸膈痞满最为先，不是知音莫与诀。
阴阳能除寒与热，二便不通并水泄。
人为昏沉痢疾攻，足见神功在顷刻。
肞[2]门专治气促攻，小肠诸气快如风。
男左三关推发汗，退下六腑冷如铁。
女右六腑推上凉，退下三关谓之热。
仙师留下救孩童，后学之人休轻泄。

【点评】该拿法，与推法之体例明显不同。

上述拿法的“又”诀，尤其是其后半部分，实源自《小儿按摩经·要诀》和《小儿推拿秘旨·掌上诸穴拿法歌》，有明确的传承关系。

看额脉

额脉三[3]指热感寒，俱冷吐泻脏不安。食指若热胸中满，无名热者乳消难。上热下冷食中指，火惊名中指详看。

额前眉上发际以下，无名指、中指、食指三指按之俱热者，外感寒邪，鼻塞气粗。

小儿初生至半岁，俱看额脉，周岁以上看虎口、三关，男五女六岁，方以一指分取寸关尺脉。

---

① 并：原作“一”，据本衙本改。
② 肞：原作“版”，据三友本改。
③ 三：原作“二”，据按文义改。

【点评】该歌体例，开始六诀，似引自他书，其后二段，为详解，后世《兰台轨范》《厘正按摩要术》等均引用。并提出辨小儿脉，脉位与年龄相关。半岁以内看额脉，1岁以上看虎口、三关，男5岁女6岁以上取寸口。举例说明看额脉的方法、主病。此篇置于该处，与通篇结构不符，若置《入门候歌》后更合逻辑。可见，是书在流传过程中，可能有不同程度的文本颠倒。

推拿手部次第

一推虎口三关，二推五指尖，三捻[①]五指尖，四运掌心八卦，五分阴阳，六看寒热推三关六腑，七看寒热用十大手法而行，八运斛[②]肘。

【点评】该文系手部推拿总纲，其下为详解。有关推虎口三关，运八卦，分阴阳，推五经，看寒热推三关六腑，看寒热用十大手法等详解并图示。惟运斛肘缺失。其十大手法见下：黄蜂入洞、苍龙摆尾、二龙戏珠、赤凤摇头、猿猴摘果、凤凰展翅、飞经走气、按弦搓摩、水里捞明月、打马过天河。

推拿面部次第

一推坎宫，二推攒竹穴，三运太阳，四运耳背高骨廿四下若卅下[③]，五掐承浆一下，六掐两颊车一下，七掐两听会一下，八掐两太

---

① 捻：原作“燃”，据文义改。

② 斛：原作“用”，据醉经本改。

③ 廿四下若卅下：原作“甘日下若□下”，据下文“运耳背骨图”改。

阳一下，九掐眉心一下，十掐人中一下，再用两手提儿[1]两耳三下，此乃推拿不易之诀也。

【点评】该文系面部推拿总纲，其下为详解。有关一推坎宫，二推攒竹穴，三运太阳，四运耳背高骨，双凤展翅等详解并图示。

正面之图

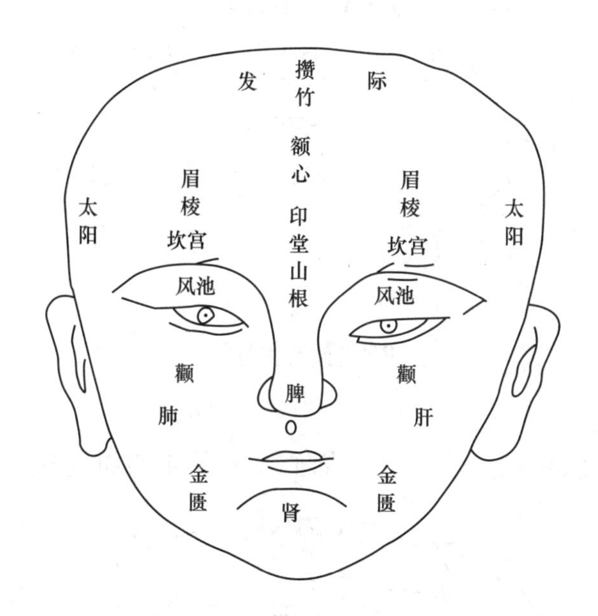

面青肝色，面赤心色，面黄脾色，面白肺色，面黑肾色

① 儿：原作“见”，据三友本改。

推坎宫图

推坎宫，医用两大指，自小儿眉心分过两傍是也。

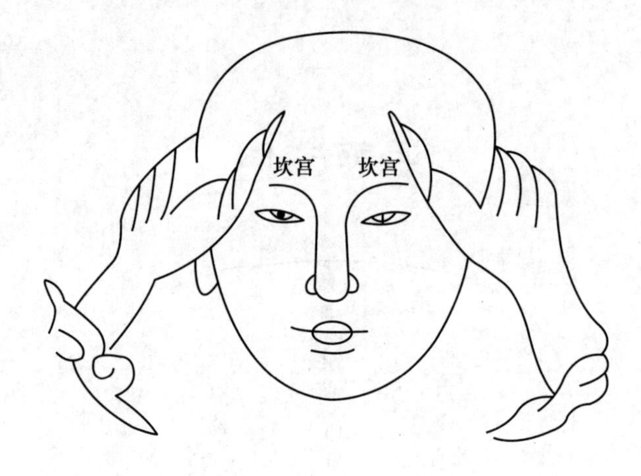

推攒竹图

推攒竹，医用两大指，自儿眉心交互往上直推是也。

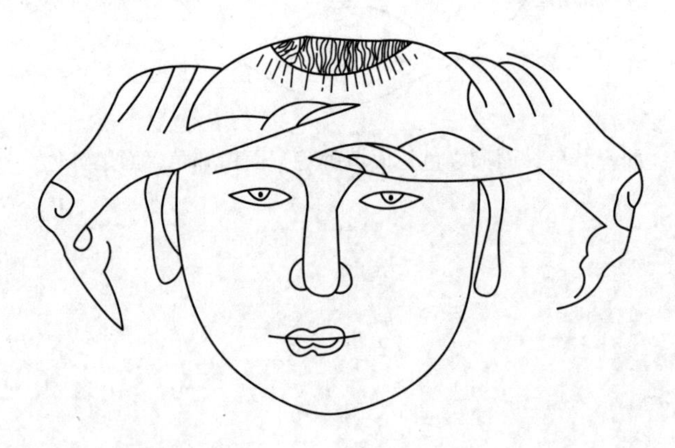

运太阳图

医用两大指运儿太阳，往耳转为泻，眼转为补是也。

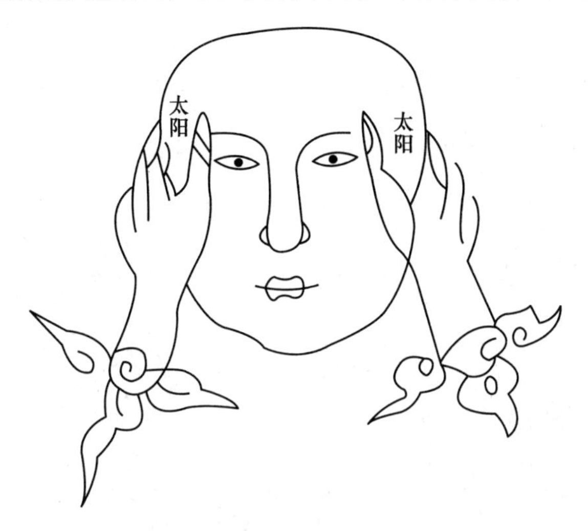

运耳背骨①图

医用两手中指无名指，揉儿耳后高骨二十四下毕，掐三十。

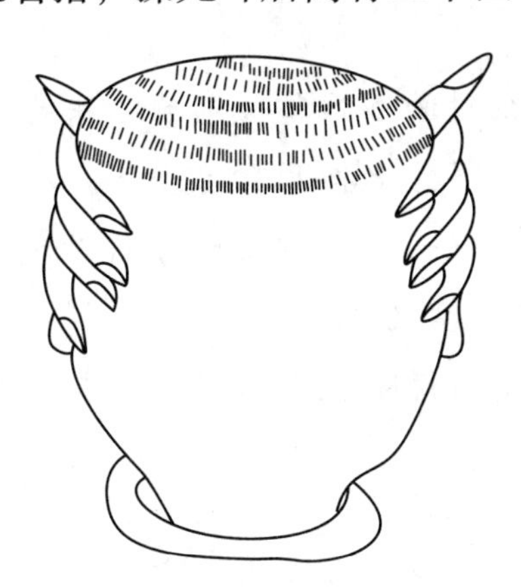

① 骨：原作“臂”，据三友本及目录改。

双凤展翅图

双凤展翅：

医用两手中食二指，捏儿两耳往上三提毕，次捏承浆，又次[①]捏颊车及听会、太阴、太阳、眉心、人中，完。

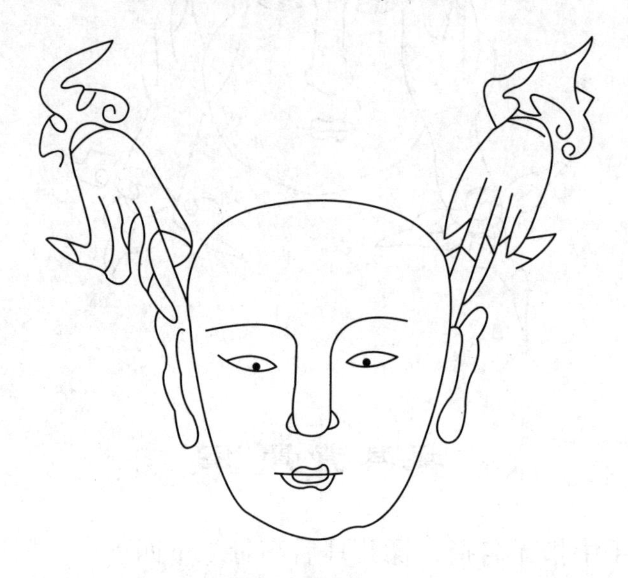

【点评】该法系对面部推拿次第后七法的总括，即五掐承浆一下，六掐两颊车一下，七掐两听会一下，八掐两太阳一下，九掐眉心一下，十掐人中一下，再用两手提儿两耳三下。只是将“提儿两耳”置前，掐法变为捏法。

三友本，该图及说明值中卷末，当未完整理解原文，误。

① 浆，又次：原脱，据三友本补。

推虎口三关图

风气命为[①]虎口三关，即寅、卯、辰位是也，小儿有疾，必须推之，乃不易之法。

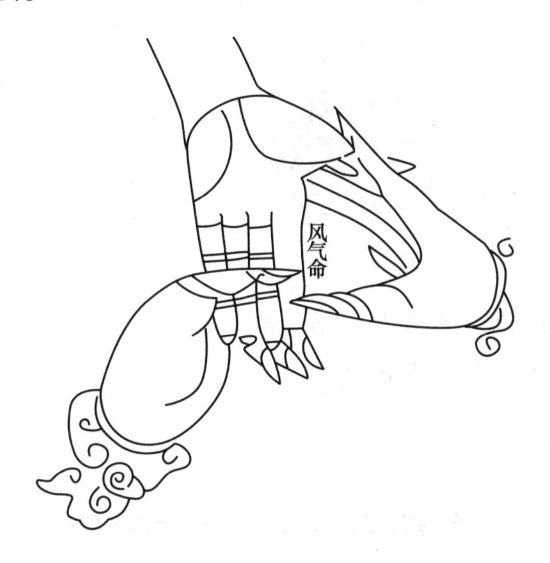

男推左手三关六腑图

推上三关为热，透五脏至曲池为止，要推三五百遍，量人虚实用之。

退下六腑为凉，亦要从曲池为止，要推三五百遍，量人虚实用之。

① 为：原作“从”，据三友本改。

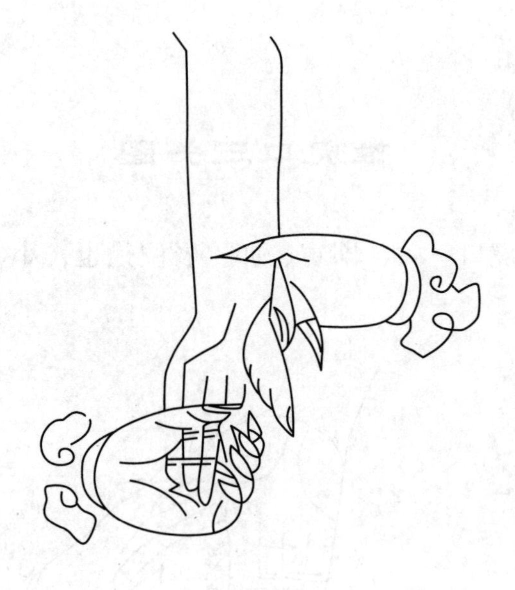

【点评】推三关六腑，在《幼科推拿秘书》，又称大三关，以与食指上风气命、虎口三关区别。

女推右手三关六腑图

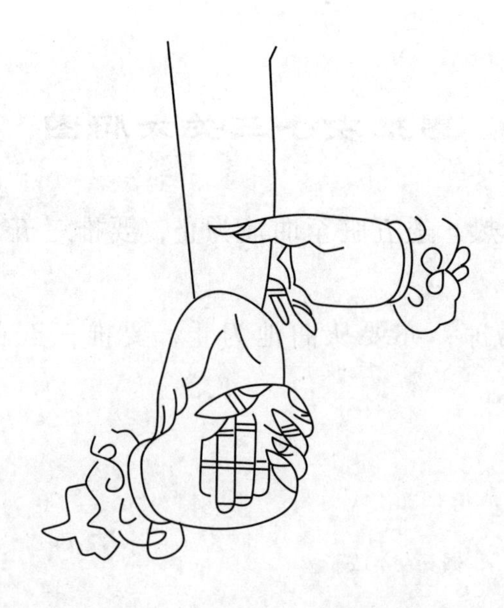

运八卦图

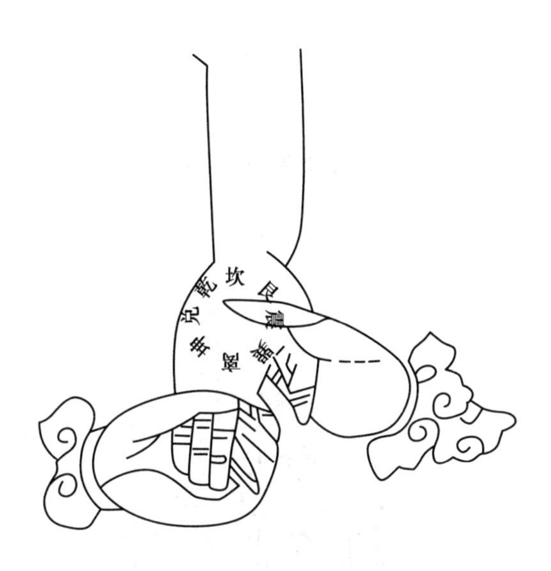

运八卦法

医用左[1]手拿儿左手四指，掌心朝上，右手四指略托住小儿手背，以大指自乾起至震，四卦略重，又轻运七次，此为定魄；自巽起推兑，四卦[2]略重，又轻转运七次，此为安魂；自坤推至坎，四卦略重，又轻转运七次，能退热；自艮推起至离，四卦略重，又轻七次，能发汗；若咳嗽者，自离宫推起至乾，四卦略重，又轻运七次，再坎离二宫直七次，为水火既济也。

---

① 左：原作“右”，据文义及图示改。

② 卦：原作“指”，据文义及体例改。

【点评】该法在《小儿按摩经·手诀》记载：运八卦，以大指运之，男左女右，开胸化痰；又载：除胸肚膨闷，呕逆气吼噫，饮食不进用之。以上与《幼科推拿秘书》合，本书运八卦法，手法更为详尽，功效不同。

分阴阳图

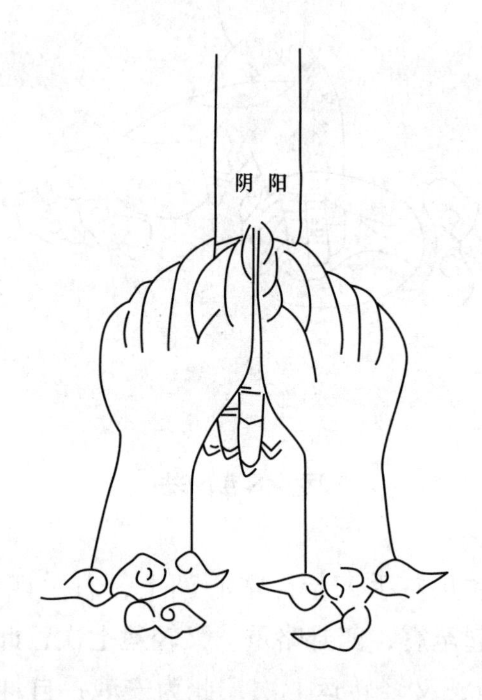

分阴阳法

此法治寒热不均，作寒作热，将儿手掌向上，医用两手托住，将两大指往外阴阳二穴分之，阳穴宜重分，阴穴宜轻分，但凡推病，此法不可少也。

【点评】该法在《小儿按摩经 · 手诀》记载：分阴阳，屈儿拳于手背上，四指节从中往两下分之，分利气血；和阴阳，从两下合之，理气血用之。但二者有关功效的归纳不同。

是法在《厘正按摩要术》得以完整继承。

推五经图

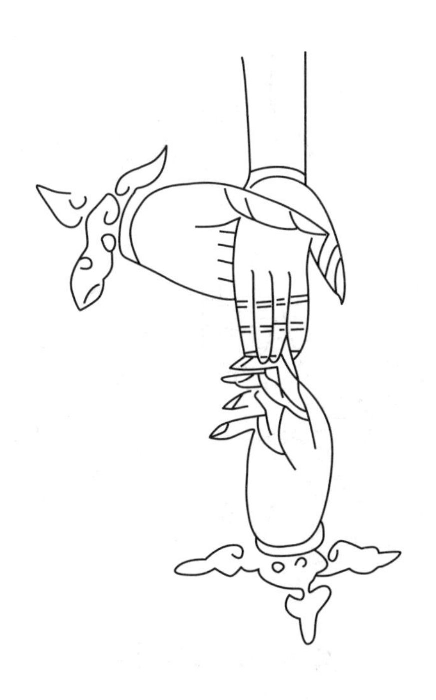

推五经法

五经者，即五指尖也，心肝脾肺肾也。如二三节即为六腑，医用左手四指托儿手背，大指掐儿掌心，右手食指曲儿指尖，下大指盖儿指尖，逐指推运，往上直为推，往右顺运为补，往左[1]逆运为泻，先

① 左：原作“右”，据文义及图示改。

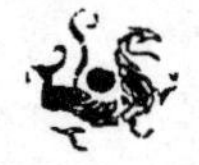

须往上直推过，次看儿之寒热虚实，心肝肺指，或泻或补；大指脾胃，只宜多补，如热甚可略泻。如肾经或补或泻或宜清，如清肾水，在指节上往下直退是也。

黄蜂入洞图

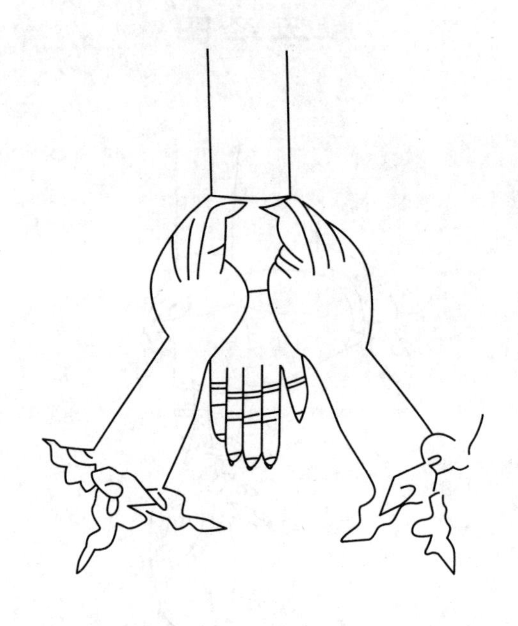

黄蜂入洞法[①]

以儿左手掌向上，医用二手中、名、小三指托住，将二大指在三关六腑之中，左食指靠腑，右食指靠关，中掐傍揉，自总经起循环转动至曲池边，横空三指，自下而复上，三四转为妙。

【点评】该法名实纷纭，有名同实异，有名异实同。在《厘正

① 法：原脱，据目录补。

按摩要术》名异实同；《幼科推拿秘书》名同实异，而且近世以来该名推拿手法，传承之；《小儿按摩经》名差实异，值得研究。

黄蜂出洞：黄蜂出洞，大热，做法，先掐心经，次掐劳宫，先开三关，后以左右二大指从阴阳处起，一撮一上，至关中离坎上掐穴，发汗用之。（《小儿按摩经 · 手诀》）

黄蜂入洞：此寒重取汗之奇法也。洞在小儿两鼻孔，我食将二指头，一对黄蜂也，其法屈我大指，伸我食将二指，入小儿两鼻孔揉之，如黄蜂入洞之状，用此法汗必至，若非重寒阴症，不宜用，盖有清天河、捞明月之法在。（《幼科推拿秘书 · 十三大手法推拿注释》）

十大手法：法治乳滞感寒，将儿左手掌向上，医用二手中、名、小三指托住，将二大指轻按三关六腑中，左食指靠腑，右食指靠关，中掐傍揉，自总经起循环转动至曲池边，横空三指，自下复上，三四转为妙。（《厘正按摩要术 · 取穴》）

苍龙摆尾图

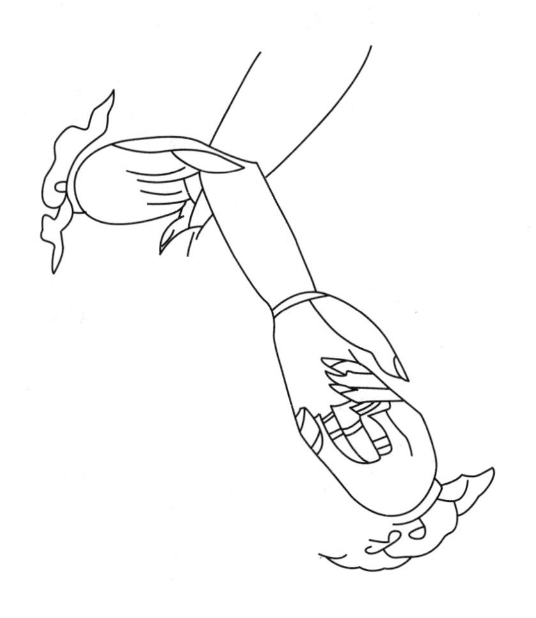

苍龙摆尾法①

医右手一把，拿小儿左食、中、名三指，掌向上，医左手侧尝从总经起，搓摩天河及至斟肘，略重些，自斟肘又搓摩至总经，如此一上一下，三四次，医又将左大、食、中三指捏斟肘，医右手前拿摇动九次。此法能退热开胸。

【点评】该法在《厘正按摩要术》得以完整传承。《幼科推拿秘书》有类似手法名称，但名差实异。

双龙摆尾：此解大小便结之妙法也。其法以我右手拿小儿食小二指，将左手托小儿斟肘穴，扯摇如数，似双龙摆尾之状；又或以右手拿小儿食指，以我左手拿儿小指，往下摇拽，亦似之。(《幼科推拿秘书·十三大手法推拿注释》)

二龙戏珠图

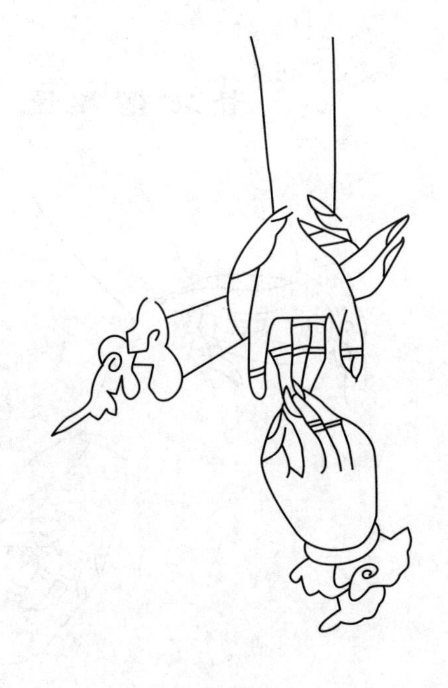

---

① 法：原脱，据目录补。

二龙戏珠法[1]

此法性温。医将右大、食、中三指，捏儿肝、肺二指，左大、食、中三指，捏儿阴阳二穴，往上一捏一捏，捏至曲池五次，热症阴捏重而阳捏轻；寒症阳重而阴轻，再捏阴阳，将肝肺二指摇摆，二九、三九是也。

【点评】该法在《小儿按摩经》，名同实异；与《幼科推拿秘书》相合而表述略异。

二龙戏珠：以两手捏儿两耳轮戏之，治惊，眼向左吊则左重，右吊则右重，如初受惊，眼不吊，两边轻重如一，如眼上则下重，下则上重。(《小儿按摩经·手诀》)

二龙戏珠：此止小儿四肢掣跳之良法也，其法性温。以我食将二指，自儿总经上，参差以指头按之，战行直至曲池陷中，重揉其指头如圆珠乱落，故名戏珠，半表半里。(《幼科推拿秘书·十三大手法推拿注释》)

赤凤摇头图

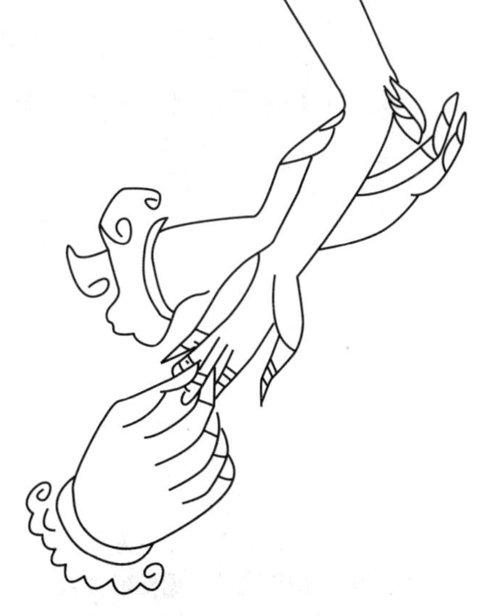

① 法：原脱，据目录补。

赤凤摇头法[①]

法曰：将儿左掌向上，医左手以[②]食、中指轻轻捏儿㪶肘，医大、中、食指先捏[③]儿心指，即中指，朝上向外顺摇二十四下；次捏肠指，即食指，仍摇二十四下；再捏[④]脾指，即大指，二十四；又捏肺指，即无名指，二十四。末后捏肾指，即小指，二十四。男左女右，手向右外，即男顺女逆也。再次[⑤]即是运㪶肘，先做各法，完后做此法，能通关顺气，不拘寒热，必用之法也。

【点评】该法在《小儿按摩经》，名同实异；与《幼科推拿秘书》相合而表述略异。

赤凤摇头：以两手捉儿头而摇之，其处在耳前少上，治惊也。(《小儿按摩经·手诀》)

赤凤摇头：此消膨胀舒喘之良法也，通关顺气，不拘寒热，必用之法，其法以我左手食将二指，掐按小儿曲池内，作凤二眼，以我右手仰拿儿小、食、无名、中四指摇之，似凤鸟摇头之状。(《幼科推拿秘书·十三大手法推拿注释》)

---

① 法：原脱，据目录补。
② 以：原作"一"，据三友本及文义改。
③ 捏：原作"掐"，据醉经本及文义改。
④ 捏：原作"揑"，据文义及体例改。
⑤ 次：原作"此"，据文义改。

猿猴摘果图

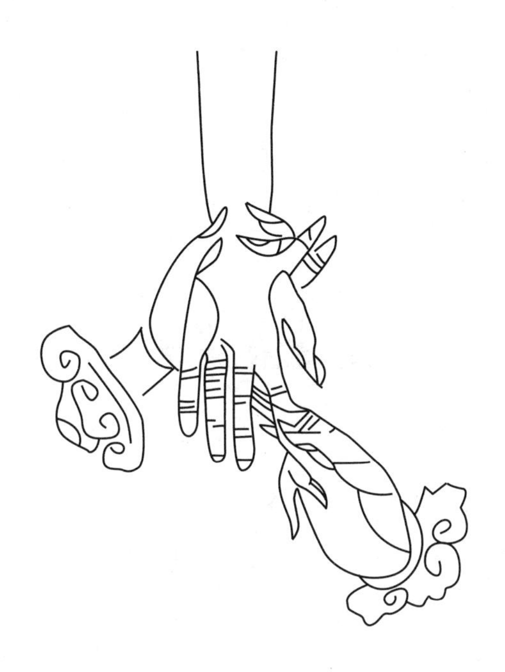

猿猴摘果法[①]

此法性温，能治痰气，除寒退热。医用左食、中指，捏儿阳穴，大指捏阴穴。寒症，医将右大指从阳穴往上揉至曲池，转下揉至阴穴，名“转阳过阴”。热症，从阴穴揉上至曲池，转下揉至阳穴，名“转阴过阳”，俱揉九次。阳穴即三关，阴穴即六腑也。揉毕，再将右大指掐儿心、肝、脾三指，各掐一下，各摇二十四下，寒症往里摇，热症往外摇。

---

① 法：原脱，据目录补。

【点评】该法在《厘正按摩要术》得以完整传承。在《小儿按摩经》与《幼科推拿秘书》均名同实异，甚至根本不属手法范畴。

猿猴摘果：以两手摄螺蛳上皮，摘之，消食可用。(《小儿按摩经·手诀》)

猿猴摘果：此剿疟疾，并除犬吠人喝之症之良法也，亦能治痰气，除寒退热。其法以我两手大食二指提孩儿两耳尖，上往若干数，又扯两耳坠，下垂若干数，如猿猴摘果之状。(《幼科推拿秘书·十三大手法推拿注释》)

凤凰展翅图

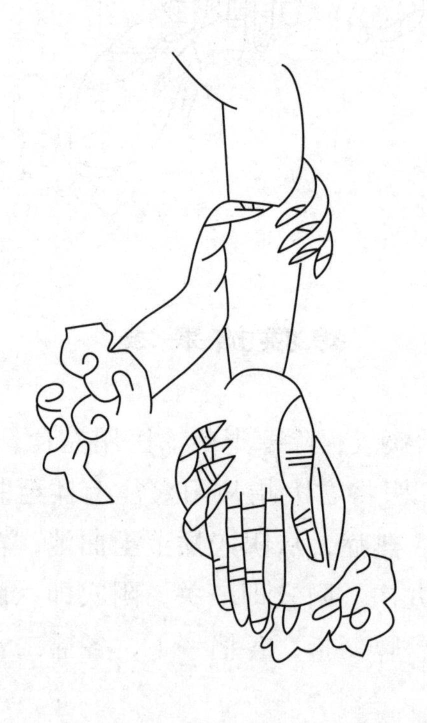

凤凰展翅法[①]

此法性温，治凉。医用两手托儿手掌向上于总经[②]上些。又用两手上四指在下两边爬开，二大指在上阴阳穴往两边爬开，两大指在阴阳二穴，往两边向外摇二十四下，掐住捏紧一刻。医左大、食、中三指侧拿儿肘，手向下轻摆三四下，复用左手托儿斟肘上，右手托儿手背，大指掐住虎口，往上向外顺摇二十四下。

【点评】该法在《厘正按摩要术》得以完整传承，但尚有“双凤展翅法”，名差实异。在《小儿按摩经》名“凤单展翅”，名差实同，惟手法略简，可以看出其传承关系；另“凤凰鼓翅”与之不同，名差实异。与《幼科推拿秘书》均名同实异，甚至根本不属手法范畴。

凤单展翅，温热，用右手大指掐总筋，四指翻在大指下，大指又起又翻，如此做至关中，五指取穴掐之。(《小儿按摩经·手诀》)

凤凰单展翅，此打噎能消之良法也，亦能舒喘胀，其性温，治凉法。用我右手单拿儿中指，以我左手按掐儿斟肘圆骨，慢摇如数，似凤凰单展翅之象，除虚气、虚热俱妙。(《幼科推拿秘书·十三大手法推拿注释》)

凤凰鼓翅：掐精宁、威灵二穴，前后摇摆之，治黄肿也。(《小儿按摩经·手诀》)

---

① 法：原脱，据目录补。

② 经：原脱，据《厘正按摩要术》补。

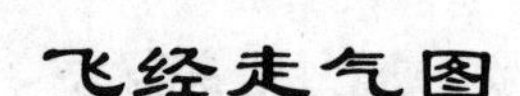

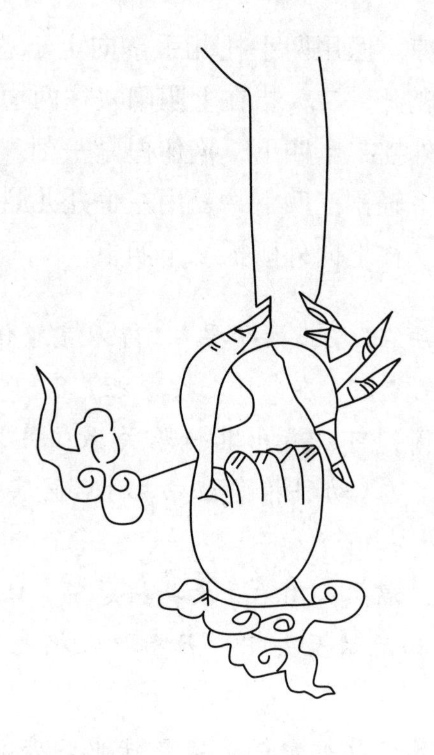

飞经走气法[①]

此法性温。医用右手奉拿儿手，四指不动，左手四指从腕曲池边起，轮流跳至总上九次，复拿儿阴阳二穴，医用右手向上，往外一伸一缩，传逆其气，徐徐过关是也。

【点评】该法在《厘正按摩要术》得以完整传承。在《小儿按摩经》名同实异。《幼科推拿秘书》有“飞金走气”法，名差实异。

---

① 法：原脱，据目录补。

飞经走气：先运五经，后五指开张一滚，做关中用手打拍，乃运气行气也。治气可用。又以一手推心经，至横纹住，以一手揉气关，通窍也。(《小儿按摩经·手诀》)

按弦搓摩图

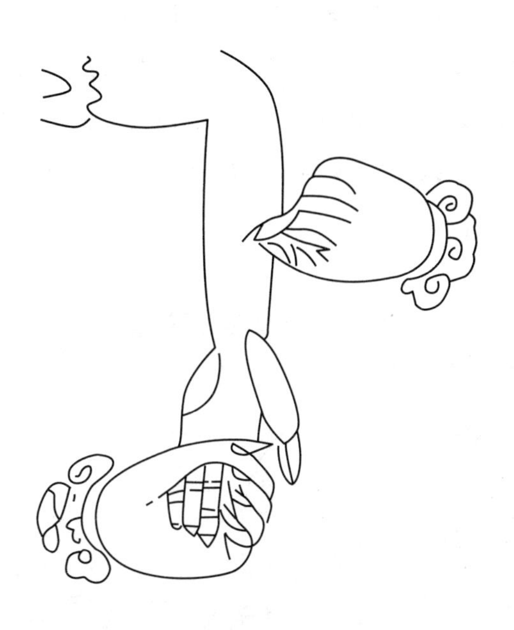

按弦搓摩法

医用左手拿儿手掌向上，右手大食二指，自阳穴上轻轻按摩至曲池，又轻轻按摩至阴穴止，如此一上一下九次为止。阳症关轻腑重，阴症关重腑轻。再用两手从曲池推摩至关腑三四次，医又将右大、食、中掐儿脾指，左大、食、中掐儿㪷肘，往外摇二十四下，化痰是也。

【点评】该法在《厘正按摩要术》得以完整传承。在《小儿按摩经》与《幼科推拿秘书》，名同实异。近世以《幼科推拿秘书》为是。

按弦搓摩：先运八卦，后用指搓病人手，关上一搓，关中一搓，关下一搓，拿病人手，轻轻慢慢而摇，化痰可用。(《小儿按摩经·手诀》)

按弦走搓摩(此法治积聚屡试屡验)：此运开积痰、积气、痞疾之要法也。弦者，勒肘骨也，在两胁上。其法，着一人抱小儿坐在怀中，将小儿两手抄搭小儿两肩上，以我两手对小儿两胁上，搓摩至肚角下，积痰、积气自然运化，若久痞则非一日之功，须久搓摩方效。(《幼科推拿秘书·十三大手法推拿注释》)

水里捞明月图

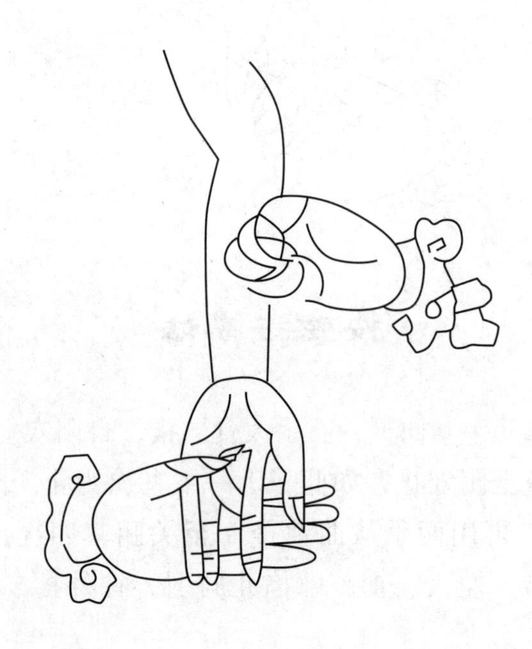

水里捞明月法[1]

法曰：以小儿掌向上，医左手拿住右手，滴水一点于儿内劳宫，医即用右手四指扇七下，再滴水于总经中，即是心经，又滴水天河，即关腑居中，医口吹上四五口，将儿中指屈之，医左大指掐住，医右手捏卷，将中指节自总上按摩到曲池，横空二指，如此四五次。在关踢凉行背上，往腑踢凉入心肌。此大凉之法，不可乱用。

【点评】该法在《厘正按摩要术》得以完整传承。在《小儿按摩经》与《幼科推拿秘书》，名虽略异，而其实同，惟有手法繁简之别。

水底捞月：大寒。做法，先清天河水，后五指皆跪，中指向前跪，四指随后，右运劳宫，以凉气呵之，退热可用，若先取天河水至劳宫，左运呵暖气，主发汗，亦属热。（《小儿按摩经·手诀》）

水底捞明月：此退热必用之法也。水底者，小指边也；明月者，手心内劳宫也。其法以我手拿住小儿手指，将我大指，自小儿小指旁尖，推至坎宫，入内劳轻拂起，如捞明月之状。再一法，或用凉水点入内劳，其热即止。盖凉入心肌，行背上，往脏腑，大凉之法，不可乱用。（《幼科推拿秘书·十三大手法推拿注释》）

---

① 法：原脱，据目录补。

打马过天河图

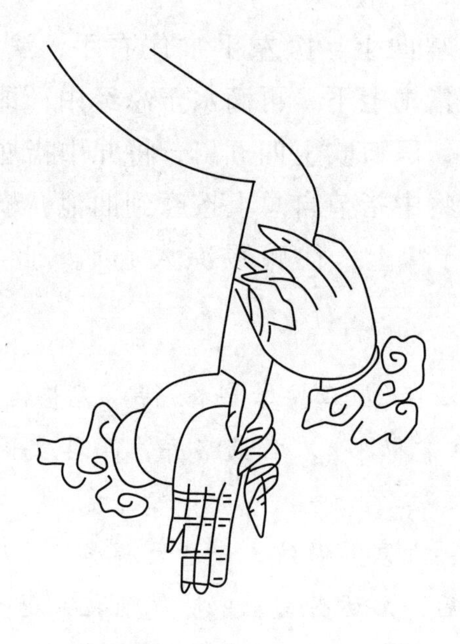

打马过天河法[1]

此法性凉去热。医用左大指掐儿总筋，右大、中指如弹琴，当河弹过曲池，弹九次。再将右大指掐儿肩井、琵琶、走马三穴，掐下五次是也。

【点评】该法在《厘正按摩要术》得以完整传承。在《小儿按摩经》与《幼科推拿秘书》，名虽略异，而其实同，惟有手法繁简之别。

打马过河：温凉。右运劳宫毕，屈指向上，弹内关、阳池、

---

① 法：原脱，据目录补。

间使、天河边，生凉退热用之。(《小儿按摩经·手诀》)

打马过天河：此能活麻木、通关节脉窍之良法也。马者，二人上马穴也，在天门下。其法以我食将二指，自小儿上马处打起，摆至天河，去四回三，至曲池内一弹，如儿辈嬉戏打破之状。此法惟凉去热。(《幼科推拿秘书·十三大手法推拿注释》)

脏腑歌

心经有热作痰[1]迷，天河水过作洪池，

心若有病补上膈，三关离火莫推迟。

退心经热病，掐总筋，以天河水为主，推肾经，退六腑，推脾土，推肺经，运八卦，分阴阳，揉小天心，二人上马，掐五指节。

肝经有病儿多闷[2]，推动脾土效最速。

脾若热时食不进，再加六腑病除速。

退肝之病，以脾土为主，运八卦坎重，推大肠，运五经，清天河水，飞经走气，凤凰单展翅，按弦走搓摩。

脾经有病食不进，推动脾土效必应。

心嘭还应胃口凉，略推温热即相称。

退脾土之病，以脾土为主。推三关，运八卦，艮宫宜重，推肺经，分阴阳，推四横纹，天门入虎口，揉㪰肘。

肾经有病小便涩，推动肾水即清澈。

肾脉经传小指尖，依方推掐无差忒。

退肾经之病，以肾经为主，推三关，退六腑，二人上马，运八卦兑重，分阴阳，运水入土，打马过天河，猿猴摘果，赤凤摇头，天门入虎口，揉㪰肘。

---

① 痰：原作“痴”，据《小儿按摩经·手法歌》及文义改。

② 儿多闷：原作“人闭目”，据《小儿按摩经·手法歌》及文义改。

胃经有病食不消，脾土大肠八卦调。

妙诀神仙传世上，千金手段不饶消。

退胃经之病，以脾土肺经为主。其法与脾经法同，加运八卦艮巽重。

大肠有病泄泻多，可把大肠久按摩。

调理阴阳皆顺息，此身何处着沉疴。

退大肠之病，以大肠为主，运土入水，推脾土，运八卦，艮乾重、离轻，揉龟尾、脐，推肺经，推外间使，分阴阳，按弦走搓摩。

小肠有病气来攻，横纹版门推可通。

用心记取精灵穴，管教却病快如风。

退小肠之病，以横纹、版门为主，揉精灵穴，推肺经，推脾土。

命门有病元气亏，脾土大肠八卦推。

再推命门何所止，推临乾位免灾危。

退命门之病，以脾土、大肠、八卦为主，推三关，分阴阳，推肺经，运土入水，天门入虎口，揉斟肘，飞经走气。

三焦有病生寒热，天河六腑神仙说。

能知气水解炎蒸，分别阴阳真妙诀。

退三焦之病，以天河、六腑为主，揉小天心，推脾土，运八卦，运五经，掐五指节，按弦走搓摩，天门入虎口，揉斟肘。

【点评】该歌引自《小儿按摩经·手法歌》《小儿推拿秘诀·看五脏六腑定诀歌》与《小儿推拿秘旨·五脏主病歌》十二经中的其中九经，即心、肝、脾、肾、胃、大肠、小肠、命门、三焦经，每一经的前两句歌诀，意义几乎相同，惟有描述略异。

其后在《幼科推拿秘书·各穴用法总歌》中得以传承，可合看。

推拿广意中卷

楚清江陈世凯紫山重订
仁和王元璐尔调参阅
东川熊应雄运英纂辑
梓州赵凤鸣岐　同校

胎毒门[1]

初生小儿病症，许多名状不同。
马牙鹅口与脐风，重舌木舌肿痛。
啼哭夜间不已，丹疡心火上攻。
未曾满月病多凶，好似风前烛弄。

夫胎毒者，乃自胎中受母热血，故热盛生痰，痰盛生风，风盛则口噤唇撮，胸腹胀满，咽喉不利，乳食不进。初起则啼哭不已，病甚则啼哭无声。盖小儿血气薄弱，不能制伏其毒，以致心火上炎。牙龈遍生白色，名曰马牙；或上颚有白点，状如粟米，名曰鹅口；或断脐之后，风湿所伤，侵于心脾，以致不乳、口撮，肚胀青筋，名曰脐风；致于胎毒上攻舌下，像有一舌，名曰重舌；舌[2]肿如木，名曰木舌；又或胎热脏寒，腹痛夜啼，客忤惊窜，

① 门：原脱，据本卷体例补。
② 舌：原作“七”，据扫叶本改。

或孕母过食辛热，积热于胎，遗热于儿，血与热相搏，而风邪乘之，遍身赤肿，名曰丹毒，其热如火，痛痒难当，或发于头面，或发于四肢胸背，俱宜急治，否则毒气入腹，即难救矣。儿病初起，父母失于提防，或医者惧投热剂，往往莫救，殊为可悯。业斯术者可不慎欤！

【点评】据该门内容，脐风、马牙、鹅口、重舌、木舌、夜啼等均为胎毒表现，不宜另立别“门”。

脐风

风邪早受入脐中，七日之间验吉凶。
若见腹疼脐湿烂，噤声口撮是为风。

【点评】上歌引自《小儿按摩经·诸症治法》脐风：风邪早受入脐时，七日之间验吉凶，若见肚脐口中色，恶声口气是为凶。意同，惟描述略异，并作下述详解。

凡婴孩始生一七之内，腹肚胀硬，脐畔四围浮肿，口撮眉攒，牙关不开，名脐风证。乃因剪脐带短，或结缚不紧，致水湿侵脐，客风乘虚而入，传之于心，蕴蓄其邪，复传脾络，致舌强唇青，手足微搐，口噤不乳，啼声似哑，喉中痰涎潮响，是其候也。

治法：推三关、肺经各一百二十，运八卦、脾土各一百，分阴阳。

如口[1]撮只用灯火，口角两边各一燋，左右虎口各一燋，两小指四节各一燋，脑门四燋；如肚上青筋胀硬，脐周围七燋，每筋上一燋，青筋开了处一燋，涌泉穴一燋。脐肿翻出，神脱气冷者，不治。

---

① 口：原脱，据文义补。

重舌鹅口

孩儿胎受诸邪热，热壅三焦作重舌。
或成鹅口证堪忧，推掐还须针刺裂。

【点评】上歌引自《小儿按摩经·诸症治法》。

凡重舌生于舌下，挺露如舌，故曰重舌。然脾之络脉系舌旁，肝之络脉系舌本，心之络脉系舌根，此三经或为湿热风寒所中，则舌捲缩，或舒长，或肿满。木舌者，舌肿硬而妨乳食，此为风热盛也。盖舌者心之苗，心热则生疮破裂，肝壅则血出如涌，脾闭则白苔如云，热则肿满，风则强木，口合不开，四肢壮热，气喘语涩，即其候也。

治法：推三关、心经、脾经各一百，六腑，八卦，运水入土五十，分阴阳二十四，天河水。

凡鹅口者，始生婴孩，自一月内外，至半岁已上，忽口内白屑满舌，则上颚戴碍，状如鹅口，开而不合，语声不出，乳食多艰，或生于牙龈上下，名曰马牙。皆由热毒上攻，名虽异，治则一也。

治法：推三关、退六腑各一百，分阴阳，捞明月，打马过天河。

再用扁银簪脚，将牙龈刮破出血，以软绢拭净，古墨涂之。

夜　啼

夜啼四症惊为一，无泪见灯心热烦，
面莹颊青脐下寒[①]，睡中顿哭是神干。

① 面莹夹青脐下寒：原作“面容颊青脐下痛”，据《小儿按摩经·诸症治法》：面莹夹青脐下寒；又下文作“寒疝”，当为“面莹颊青脐下寒”无疑。

【点评】上歌引自《小儿按摩经·诸症治法》。

凡夜啼有四，有惊热，有心热，有寒疝，有误触神祇，而成夜啼。惊热者，为衣衾太厚，过于温暖，邪热攻心，心与小肠为表里，夜啼而遗溺者是也。心热者，见灯愈啼是也。寒疝者，遇寒即啼是也。误触神祇者，面色紫黑，气郁如怒，若有恐惧，睡中惊跳是也。

治法：推三关五十，六腑一百二十，清心经一百，捞明月，分阴阳，掐胆经。

如寒疝痛啼，宜运动四横纹，揉脐并一窝风。

惊风门

胎惊潮热与月家，脐风撮口对风拿。

泄泻呕逆肚膨胀，盘肠乳食感风邪。

马啼鲫鱼风寒唬，担手原来是水邪。

寒热不均宿沙症，急慢内吊心脾邪。

天吊弯弓肝腑病，蛇丝鹰爪及乌沙。

乌鸦夜啼有他症，锁心撒手火为邪。

惊风症候须当识，妙手轻轻推散他。

夫小儿有热，热盛生惊，惊盛发搐，又盛则牙关紧急，而八候生焉。八候者，搐、搦、掣、颤、反、引、窜、视是也。搐者，两手伸缩；搦者，十指开合；掣者，势如相扑；颤者，头偏不正；反者，身仰后向；引者，臂若开弓[①]；窜者，目直似怒；视者，露睛不活。是谓八候也。其四症，即惊、风、痰、热是也。

【点评】该说引自《小儿推拿秘诀·四症八候说》。但该书强

① 开弓：原作“门口”，据本衙本及《幼科推拿秘书》改。

调：凡药，大者用之，小者只推拿自愈。表明惊风治疗要药物与推拿并用，病情轻者，也可只用推拿。

胎惊　小儿初生下地，或软或硬，目不开光，全不啼哭，人事不知，乃胎中受惊，名曰胎惊。

治法：三关八十，分阴阳一百，六腑一百，脾土一百，运五经二十四，飞经走气，天门入虎口二十，揉斛肘。

月[①]家惊　小儿落地，眼红口撮，头偏，左右手掐拳，哭声不出，是胎中热毒，或月内受风，痰涌心口，名曰月家惊。

治法：三关二十四，运八卦，四横纹五十，双龙摆尾，揉脐及龟尾五十，中指节，内劳宫，版门掐之。青筋，缝上灯火七燋。气急，脐上七燋。

潮热惊　小儿身热气吼，口[②]渴眼红，四肢掣跳，伤食感寒而成，名曰潮热惊。

治法：三关一百，肺经一百，分阴阳一百，推扇门二[③]十。

如出汗，加六腑一百，清心经一百二十，水里捞明月。

脐风惊　治法见胎毒门脐风症。

呕逆惊　肚响食呕，四肢冷，人事昏，是胃经伤食受寒，名曰呕逆惊。

治法：三关一百，肺经一百，脾土一百，分阴阳、运八卦、四横纹各五十，飞经走气，凤凰单展翅。

泄泻惊　面青唇白，肚响作泻，眼翻作渴，人事昏迷，四肢[④]六腑有寒，乳食所伤，名曰泄泻惊。

---

① 月：原脱，据三友本、本衙本和扫叶本及后文改。

② 口：原作“日”，据本衙本和扫叶本改。

③ 二：原作“一”，据三友本改。

④ 肢：原脱，据醉经本补。

治法：推三关一百，分阴阳一百，大肠一百二十，脾土二百，二扇门一十，黄蜂入洞，揉脐及龟尾，脐围七燋。

膨胀惊　寒热不均，气喘眼白，饮食不进，青筋裹肚，肚腹胀泻，名曰膨胀惊。皆因食后感寒，脾不能运。

治法：三关二百，肺经五十，脾土二百，运八卦，分阴阳五十，揉脐一百，精宁穴，按弦搓摩，凤凰单展翅，用灯火肚上青筋四燋。

盘肠惊　气吼①肚膨，饮食不进，人瘦体弱，肚起青筋，眼黄手软，大小便不通，肚腹疼痛，名曰盘肠惊，此乃六腑有寒也。

治法：三关一百，脾土一百，大肠二②百，运土入水一③百二十，肺经一百，补肾水一百，揉脐及龟尾，脐周围灯火七燋，再用艾绒灸热一围，扎脐上。

马蹄惊　四肢乱舞，头向上，名曰马蹄惊。此因受风热被吓之症也。

治法：三关二百，肺经一百，运八卦，脾土一百，天河水，大肠十五，飞经走气，以灯火爆四肢、肩、膊、喉下、脐下各一燋。

鲫鱼惊　口吐白沫，四肢摆动，嘴歪，常搭眼翻白，名曰鲫鱼惊。此肺经有风，脾经有寒。

治法：三关三百，脾土二百，肺经一百，八卦，清天河，运水入土五十，五经五十，补肾水二十，掐五指节三次，按弦搓摩，口角上下灯火四燋。

担④手惊　两眼向上，四肢反后，或两手垂下，眼黄口黑，人事昏沉。此因水唬，掐之觉痛者治之，不痛不治。

治法：三关、肺经各二百，横纹，天门，虎口，揉斗肘，运水入土，飞经走气。

---

① 吼：原作“�”，据三友本及《幼科推拿秘书》改。
② 二：原作“一”，据三友本及体例改。
③ 一：原作“二”，据三友本及体例改。
④ 担：原作“摆”，据《小儿按摩经·治小儿诸惊推揉等法》及篇首歌诀改。

宿沙惊 日轻夜重，到晚昏迷，口眼歪斜，四肢掣跳，口鼻气冷，名曰宿沙惊。乃脾肾有寒之症也。

治法：三关、六腑各一百，四横纹，运八卦，分阴阳，掐五指节，掐肾水，打马过天河。

急惊 口眼歪斜，四肢搐掣，痰壅心迷，人事不省，其状如死，名曰急惊。乃肝经积热，风火之症也。

治法：三关、六腑、肾水、天河、脾土二百，肺经，运五经，掐五指节，猿猴摘果，咬昆仑穴，推三阴穴急惊，从上往下。

慢惊 面青唇白，四肢厥冷，人事昏迷，手足搐掣，眼慢痰壅，名曰慢惊。由大病之余，吐泻之后，脾土虚败，肝木无风而自动也。

治法：先掐老龙穴，有声可治，无声不可治；次用艾灸昆仑穴，推三关、肺经、肾水、八卦、脾土，掐五指节，运五经，运八卦，赤凤摇头，二龙戏珠，天门入虎口，用灯火手足心四燋，心上下三燋，推三阴穴慢惊，从下往上。

内吊惊 两眼迷闭，哭声不止，面青眼黄，手眼望内掣者，名曰内吊惊。乃肺经受寒症。

治法：三关、肺经、脾土、肾水各一百，双凤展翅，按弦搓①摩。再以竹沥灌之，又以细茶、飞盐、皂角各末五分，水一盅，黄腊二分，锅内溶化，入前末，为饼，贴心窝即效。

天吊惊 眼向上，哭声号，四肢掣，口②眼歪斜，鼻流清水，或衄血，此乃肺惊受风，或食后感寒而成，名曰天吊惊。

治法：三关、脾土、阴阳各一百，天河，六腑，肺经，八卦，揉五指，重揉大、小天心。

又云：总筋、青筋、耳珠掐之，又将灯火脐上下提之。

---

① 弦搓：原作“穴推”，据三友本改。

② 口：原作“目”，据扫叶本和本衙本改。

弯弓惊 头仰后，四肢向后，眼翻或闭，腹胀，哭声不止，此乃肺经受风积痰致也，名曰弯弓惊。

治法：三关，肺经，脾经，八卦，天河。重揉手脚弯内关中界，掐脐上下，青筋缝上喉下各三燋，又须重揉委中。书曰：手足后伸头后仰，灸脐上下即安康。

蛇丝惊 口中拉舌，四肢冷而掣，哭声不出，乃心经有热，睡[①]中食乳，口角入风，名曰蛇丝惊。

治法：三关，六腑，阴阳，八卦，天河，略推三关，多推肾水。如舌拉不止，灯火胸前六燋。

鹰爪惊 两手爬人，捻拳咬牙，手往下，口往上，身寒战，名曰鹰爪惊。此因被吓伤乳，心有风热也。

治法：三关，脾土，阴阳，八卦。又在大指左右手足三弯掐之，再用灯火爆手心、太阳、眉[②]心、脚心各一燋。

乌沙惊 四肢掣跳，口唇青黑，肚胀青筋，名曰乌沙惊，此乃脏腑受寒之[③]症也。

治法：三关，肺经，八卦宜多推运，六腑，脾土少推，内劳宫，二扇门。再用灯火四心提之，肚上、青筋缝上七燋。

乌鸦惊 手足掣跳，口眼俱闭，大叫一声，形如死状，名曰乌鸦惊。乃心有热有痰，症类急惊是也。

治法：三关，肺经，六腑，天河水，捞明月，飞经走气，脾土。若吐，四心用灯火各一燋。

夜啼惊 治法见胎毒门。

锁心惊 口吐沫，鼻流血，四肢软，好吃冷物，眼白不哭，名曰

---

① 睡：原作“唾”，据扫叶本和本衙本改。
② 眉：原作“背”，据本衙本和醉经本改。
③ 之：原作“也”，据醉经本改。

锁心惊。心肝经有热，火盛痰壅之症也。

治法：三关，六腑，天河水，捞明月，分阴阳，运八卦，肾水，赤风摇头。

撒手惊 眼翻咬牙，手足一掣一死，名曰撒手惊。乃心经被风吓，先寒后热，有痰之症也。

治法：三关、六腑、肺经各二百，天河，脾土，八卦，赤风摇头。将两手相合，共掐横纹，若不醒，大指头上掐之；上下气闭，人中掐之，鼻气无出入吼气，寒热作渴，随症治之。先承山，推眉心，再用灯火手上、手背各二燋。若咬牙将两手捻[①]耳珠，屈中指揉颊车穴，又运土入水。

惊风二十四症，惟以急慢二症为先。急惊属阳，皆由心经受热积惊。肝经生风发搐，风火交争，血乱气并，痰涎壅盛，百脉凝滞，关窍不通，内则不能升降，外则无所发泄，以致啮齿咬乳，颊赤唇红，鼻额有汗，气促痰喘，忽尔闷绝，目直上视，牙关紧急，口噤不开，手足搐掣，此热甚而然。慢惊属阴，皆由大病之余，吐泻之后，目慢神昏，手足偏动，口角流涎，身体微温，眼目上视，两手握拳而搐。如口鼻气冷，囟门下掐，此虚极也。脉沉无力，睡则扬睛，此真阳衰耗，而阴邪独盛，此虚寒之极也。急惊属实热，宜于清凉；慢惊属虚寒，宜于温补。对症施治，斯为的当。

【点评】该篇引自《小儿按摩经·治小儿诸惊推揉等法》。惊风二十四症名称，二者有二十一症相同，只有泄泻、膨胀、乌鸦三症异，而后者有水泻、肚膨、老鸦三症，并另有看地、丫凳、坐地、软脚、直手、迷魂、两手、肚痛、孩儿、水、肚胀等十一种惊症记载；其内容该篇每症均有症候、治法，后者每症均有病因、症候、治法，并较该篇详尽；具体内容大多相似，惟该篇前

① 捻：原作“然”，据登郡本改。

有歌诀、后有总括，较后者系统、规整，理论性更强。

《幼科推拿秘书·惊风门》与该篇相似，亦论述同样二十四惊辨证，惟多《急慢惊风歌》。

惊风握拳之图

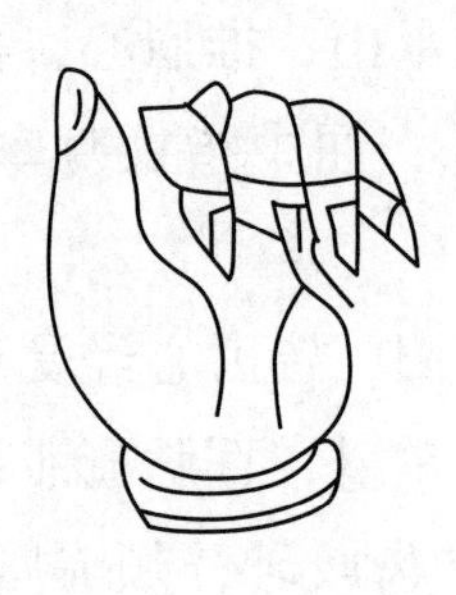
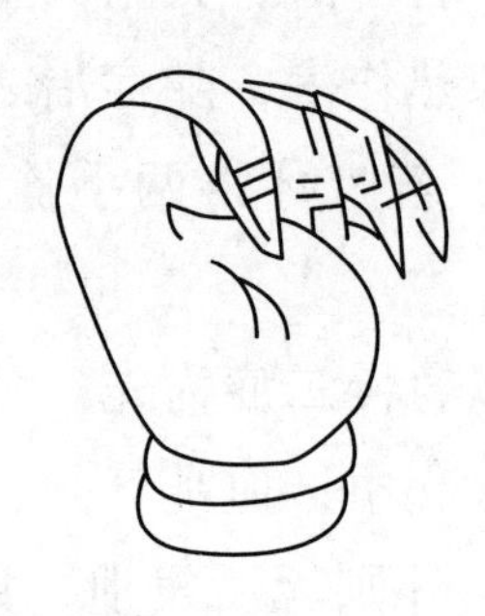
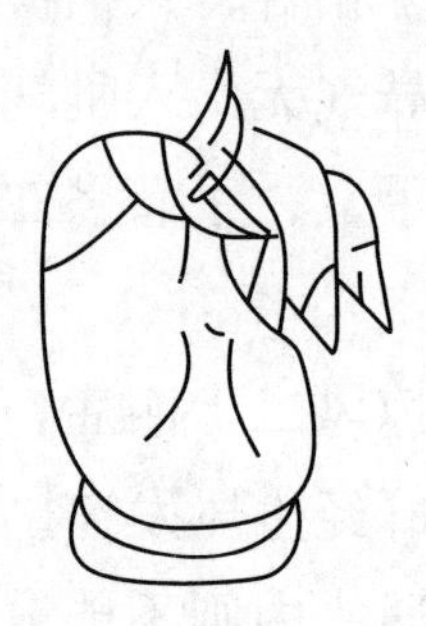

男向外顺，女向内顺。

逆则叉①指，并是恶症。

诸热门

诸热元初各有因，对时发者是潮名，

乍来乍止为虚症，乍②作无寒属骨蒸。

夫胎热者，儿生三朝，旬月之间，目闭面赤，眼胞浮肿，常作呻吟，或啼叫不已。时复惊烦，遍体壮热，小便黄色。此因在胎之时，母受时气热毒，或误服温剂，过食五辛，致令热蕴于内，熏蒸胎气，

① 叉：原作“又”，据本衙本改。

② 乍：原作“昨”，据文义改。

生下因有此症，名曰胎热。若经久不治，则成鹅口、重舌、木舌、赤紫丹瘤等症。又不可以大寒之剂攻之，热退则寒起，传作他症，切宜慎之。

治法：推三关，退六腑，分阴阳，天河，三焦，揉外劳，运八卦自坤至坎宜多二次，掐肾水，五总，十王穴，运斛肘，水底捞明月，虎口、曲池各用灯火一燋①。

潮热者，时热时退，来日依时而发，如潮水之应不差，故曰潮热。大抵气血壅盛，五脏惊热，薰发于外，或夹伏热，或晕宿寒。伏热者，大便黄而气臭；宿寒者，大便白而酸臭是也。

治法：推三关，补心经，运八卦，分阴阳，泻五经②，掐十王，掐中指，六腑，捞明月，斛肘。

惊热者，或遇异物而触目忤心，或金石之声而骇闻悚惧，是以心既受惊而气则不顺，身发微热而梦寐虚惊，面光而汗，脉数烦躁，治当与急惊同法也。

治法：推三关、肺经，分阴阳，推扇门，清心经、天河、五经，掐总经，运斛肘，捞明月，飞经走气。

风热者，身热面青，口中亦热，烦叫不时。宜疏③风解热，若热甚而大便秘者，下之可也。

治法：推三关，泻大肠，掐心经，泻肾水，运八卦，掐总经，清天④河，二龙戏珠，运斛肘。

烦热者，血气两盛，脏⑤腑实热，表里俱热，烦躁不安，皮肤壮热是也。如手足心热⑥甚者，五心烦也。

---

① 燋：原作“爑”，据文义改。
② 经：原作“躯”，据文义改。
③ 疏：原作“苏”，据文义改。
④ 天：此处底本漫漶，据扫叶本和本衙本补。
⑤ 盛脏：此处底本漫漶，据扫叶本和本衙本补。
⑥ 心热：此处底本漫漶，据扫叶本和本衙本补。

治法：推三关，掐中指[1]，泻五经，掐十王，运八卦，揉外劳，分阴阳，退六腑，捞明月，打马过天河，运斗肘。

脾热者，舌络微缩，时时弄舌。因脾脏积热，不可妄用凉剂。

治法：推三关、脾土，泻心火、肾水，运八卦，分阴阳，掐总经，推上三关二十四，退下六腑八十，捞明月，运斗[2]肘。

虚热者，因病后血气未定，四体瘦弱，时多发热，一日三五次者。此客热乘虚而作，宜调气补虚，其热自退。

治法：推三关，补五经，捻五指，运八卦，捞明月，掐总经，推上[3]三关二十四，退下六腑八十，分阴阳，飞经走气，运斗肘。

实热者，头昏颊赤，口内热，小便赤涩，大便秘结，肚腹结胀，此实热之症也。宜下之，泄去脏腑之热即安。

治法：推三关，泻五经，推大肠，清肾水，运八卦，推膀胱，分阴阳，捞明月，退六腑，打马过天河，飞经走气，运斗肘。

积热者，眼胞浮肿，面黄足冷，发热从头至肚愈甚，或恶闻饮食之气，呕吐恶心，肚腹疼痛。

治法：三关，五经，脾土，大肠，心经，三焦，肾水，运八卦，掐总筋，分阴阳，捞明月，退六腑，飞经走气，揉斗肘。

疳热者，皆因过餐，饮食积滞于中，郁过成热，脾家一脏有积不治，传之别脏，而成五疳之疾。若脾家病去，则余脏皆安矣。

治法：推三关，补脾土，推大小肠、三焦，运八卦，掐总筋，分阴阳，捞明月，推上三关二十四，退下六腑八十，飞经走气，运斗肘 。

血热者，每日辰巳时发，遇夜则凉，世人不知，多谓虚劳，或谓疳热，殊不知此乃血热症也。

治法：推三关，推上三关，退下六腑，分阴阳，运八卦，五经，掐十王，掐总筋，肾水，捞明月，揉斗肘，按弦搓摩，飞经走气。

---

① 指：原作“平”，据文义改。

② 斗：原作“用”，据三友本改。

③ 上：原作“圭”，据醉经本和下文改。

骨蒸热者，乃骨热而蒸，有热无寒，醒后盗[1]汗方止。非皮肤之外烧也，皆因小儿食肉太早，或素喜炙煿面食之类，或好食桃李杨梅瓜果之类，或至冬月衣绵太厚，致耗津液而成，或疳病之余毒，传作骨蒸，或腹内痞癖，有时作痛。

治法：三关，六腑，运五经，分阴阳，清天河，捞明月，肾水，掐总筋，大横纹，打马过天河。

壮热者，一向不止，皆因血气壅实，五脏生热，蒸熨于内，故身体壮热，眠卧不安，精神恍惚，薰发于外，则表里俱热，甚则发惊也。

治法：三关，六腑，肺经，分阴阳，推扇门，清心经，天河，五经，总经，运斗肘，捞明月，飞经走气。

温壮热，与壮热相类，而有小异，但温温不甚盛，是温壮也。由[2]胃气不和，气滞壅塞，故蕴积体热，名曰温壮热。大便黄臭，此腹内伏热，粪白酸臭，则宿食停滞，宜微利之。

治法：三关，六腑，五经，大肠，肾水，运八卦，膀胱，分阴阳，捞明月，打马过天河。

变蒸热者，阴阳水火蒸于血气，而使形体成就也。所以变者，变生五脏；蒸者，蒸养六腑。小儿初生三十二日，为之一变，六十四日，为之一蒸，十变五蒸，计三百二十日，变蒸俱毕，儿乃成人也。婴儿之有变蒸，譬如蚕之有眠，龙之脱骨，虎[3]之转爪，皆同类变生而长也。先看儿身热如蒸，上气虚惊，耳冷[4]微汗，上唇有白泡如珠，或微肿，如卧蚕者，是其症也。重者身热所乱，腹痛啼叫，不能吃乳，即少与乳食，切不可妄投药饵及推拿火灸。若误治之，必致杀人。故不立治法，特书以告之。

---

① 盗：原作“渴”，据文义改。
② 由：原作“出”，据嘉郡本及《幼科推拿秘书》改。
③ 虎：原作“虚”，据三友本和本衙本改。
④ 冷：原作“洽”，据三友本、扫叶本和本衙本改。

【点评】有关小儿变蒸，西医并未涉及，该说自西晋·王叔和《脉经·平小儿杂病证第九》提出以来，历代并无太大分歧，唯其大小有异，直至西医东传。是篇提出“婴儿之有变蒸，譬如蚕之有眠，龙之脱骨，虎之转爪，皆同类变生而长也”。显见作者认为变蒸之概念，实从仿生学而来，或可认为取类比象。值得认真研究。

伤寒门

伤寒之病有多般，一概推详便觉难。

面目俱红时喷嚏，气粗身热是伤寒。

伤寒一日，遍身发热，头疼脑痛，人事昏沉，胡言乱语。

治法：推三关、六腑、天河，捞明月，分阴阳，运八卦、五指尖、𦙶肘。无汗掐心经、内劳宫、肩井有汗不用。

伤寒二日，结胸腹胀，阻[①]食沉迷，内热外寒，遍体骨节疼痛。

治法：推三关、六腑、心经，分阴阳，运八卦。开胸胸痛加肺经；饮食不进加脾土、曲池、阳池。

伤寒三日，遍身骨节疼痛，大小便不通，肚腹作胀。

治法：推三关、肺经，和阴阳，运八卦，开胸，揉𦙶肘，天门[②]入虎口，四横纹，捞明月，赤凤摇头，揉太阳，揉五指节、攒竹、曲池、肩井。

伤寒四日，脚疼腰痛，眼红口渴，饮水不进，人事颠乱。

治法：推三关、六腑、曲池、虎口，二人上马，掐五指节，捞明月，飞经走气，打马过天河。

伤寒五日，传遍经络，或大便不通，小便自利，或噎气霍乱。

---

① 阻：原作“咀”，据三友本和《幼科推拿秘书》改。

② 门：原作“河”，诸本同，据文义改。

治法：推三关，天河，脾土，八卦，肾水，劳宫，肺经，打马过天河。

伤寒六日，血气虚弱，饮食不进，腰痛气喘，心疼头痛。

治法：推三关，肺经，横纹，八卦，天河水，捞明月，赤凤摇头，按弦搓摩，飞经走气，曲池，肩井，合谷，阴阳。

伤寒七日，传变六经，发散四肢，各传经络，或痢或疟，加减推之。

治法：推三关，六腑，天河，肺经，横纹，肾水，八卦，和阴阳，天门虎口，揉斟肘，曲池，肩井，太阳，推脾土。若瘅疟，揉五指中节与节根；凡推疟疾，必以常用不易者推之，而后用此法即效。

【点评】该门篇首歌诀，引自《小儿按摩经·诸症治法》。伤寒七日传遍与《幼科推拿秘书》比较，症同而治法略异。

呕吐门

面青唇白胃曾惊，吐哯黄痰冷[1]热并，

乳食不通干呕逆[2]，调和脾胃立惺惺。

有物有声名曰呕，干呕则无物，有物无声名曰吐。呕者有痰，吐则无声，呕吐出物也。胃气不和，足阳明经[3]胃脉络而兼之，气下行则顺，今逆上行作呕吐[4]。有胃寒、胃热之不同，伤食、胃虚之各异，病既不一，治亦不同。诸吐不思食，要节乳。凡吐不问冷热，久吐不止，胃虚生风，恐成慢惊之候，最宜预防。如已成慢脾风症，常

---

① 冷：原作“治”，据三友本、扫叶本和本衙本改。
② 逆：原作“嗞”，据三友本改。
③ 经：原作“绝”，据扫叶本和本衙本改。
④ 吐：原作“上”，据扫叶本和本衙本改。

呕腥臭者，胃气将绝之兆也。

热吐者，夏天小儿游戏，日中伏热在胃，或乳母感冒暑气，承热乳儿，或过食辛热之物，多成热吐。其候面赤唇红，五心烦热，吐次少而出多，乳片消而色黄是也。

治法：推三关、脾胃、肺经、十王穴，掐右端正，运水入土、八卦，分阴阳，赤凤摇头，揉总经，六腑，揉㪷肘。

冷吐者，冬月感冒[1]风寒，或乳母又寒，承寒乳儿，冷气入之，或食生冷，或伤宿乳，胃虚不纳，乳片不化，喜热恶寒，四肢逆冷，脉息沉微，吐次多而出少者是也。

治法：推三关，补脾胃、肺经，掐右端正，八卦，分阴阳，黄蜂入洞，赤凤摇头，三关八十，六腑二十四，㪷肘。

伤食吐者，夹食而出，吐必酸臭，恶食胃痛，身发潮热是也。

治法：推三关、五指尖，掐右端正，推脾土，八卦，分阴阳，捞明月，打马过天河，六腑，㪷肘。

虚吐者，胃气虚弱，不能停留乳食而作吐也。

治法：推三关，补五经，多补脾胃，掐右端正，运土入水，八卦，分阴阳，赤凤摇头，三关二十四，六腑，补大肠，㪷肘。

【点评】该篇与《幼科推拿秘书》比较，症同而治法略异，惟后者篇首无歌诀，篇末有“止吐推法总秘旨”。

泄泻门[2]

肝冷传脾臭绿青，焦黄脾土热之形，
肺伤寒色脓黏白，赤热因心肾热成。

---

① 冒：原作“胃”，据嘉郡本改。
② 泻门：“泻”原作“滞”，据《小儿推拿秘书》及目录改；又“门”原脱，据前后体例补。

胃为水[1]谷之海，其精英流布以养五脏，糟粕传送以归大肠。内由生冷乳食所伤，外因风寒暑湿所感，饥饱失时，脾不能消，冷热相干，遂成泻利。若脾胃合气以消水谷，水谷既分，安有泻也！盖脾虚则吐，胃虚则泻，脾胃俱虚，吐泻并作。久泻不止，元气不脱，必传慢惊，宜大补之。

治法：推三关，心经，清肾水，补脾胃，掐左端正，侧推大肠，外劳宫，阴阳，八卦，揉脐及龟尾，掐肚角两旁，补涌泉，掐承山。

寒症加黄蜂入洞，三关，六腑，斛肘；热症加捞明月，打马过天河，三关，六腑，斛肘。

霍乱者，挥霍撩乱也。外有所感，内有所伤，阴阳乖隔，上吐下痢，肠扰闷痛是也。

治法：三关，肺经，八卦，补脾土，大肠，四横纹，阴阳，二人上马，清苍[2]龙摆尾。

又将独蒜一个，捣碎，将烧纸隔七层敷脐。若起泡，用鸡蛋清涂之，即愈。

【点评】该篇与《幼科推拿秘书》比较，症同而治法略异，篇首歌诀附后。

腹痛门[3]

大凡腹痛初非一，不特癥瘕与痃癖，
分条析类症多端，看取论中最详悉。

盖小儿腹痛，有寒有热，有食积、癥瘕、偏坠寒疝及疣虫动痛，

① 水：原作“承”，据三友本改。
② 苍：原作“双”，据三友本改。
③ 门：原脱，据《小儿推拿秘书》及体例补。

诸痛不同，其名亦异。故不可一概而论之。

热腹痛者，乃时痛时止是也，暑月最多。

治法：三关，六腑，推脾土，分阴重阳轻，黄蜂入洞，四横纹。

寒腹痛者，常痛而无增减也。

治法：三关，运五经，二扇门，一窝风，按弦走搓摩，八卦，揉脐及龟尾。

气滞食积而痛者，卒痛便秘，心胸高起，手不可按是也。

治法：推三关，分阴阳，推脾土，揉脐及龟尾，掐威灵。若腹内膨胀，推大肠。

冷气心痛者，手足厥逆，偏身冷汗，甚则手足甲青黑，脉沉细微是也。

治法：推三关，八卦，分阴重阳轻，补肾，二扇门，黄蜂入洞。鸠尾前后重揉[1]，要葱姜推之发汗。

【点评】该门篇首歌诀，引自《小儿按摩经·诸症治法》。与《幼科推拿秘书》比较，症同而治法略异。

痢疾门

小儿下痢细寻推，不独成疳积所为，

冷热数般虽各异，宽肠调胃在明医。

赤白之痢，世人莫不曰赤为阳为热，白为阴为冷，或曰“无积不成痢”。若以冷热之法互治，必难取效。不究其原，何由可疗？且四时八风之中人，五运六气之相胜，夏秋人多痢疾。《内经》曰：“春伤于风，夏生飧泄”。其可拘于“无积不成痢”之说。岂一岁之中，独于夏秋，人皆有积乎！盖风邪入胃，木能胜土，不为暴下，则成痢疾，

① 揉：原作“操”，据文义改。

赤白交杂，此为阴阳不分，法当分正阴阳为主。

夹热而痢者，则痢下红色，此风能动血也。

治法：推三关，六腑，清心经，和阴阳，推大肠，脾土，八卦，肾水，揉脐及龟尾。

夹冷而痢者，则下纯白冻，或白上有粉红色，或似猪肝瘀血，皆为阴症。盖血得寒则凝故也。

治法：推三关，八卦，脾土，大肠，和阴阳，天门虎口，揉脐及龟尾。

【点评】该门篇首歌诀，引自《小儿按摩经·诸症治法》。与《幼科推拿秘书》比较，症同而治法略异。

疟疾门[1]

夏伤于暑秋成疟，间日连朝不少差，

解表去邪须次第[2]，再宜养胃固脾家。

夏伤于暑，秋必病疟，谓腠[3]理开而汗出遇风，或得于澡浴，水气舍于皮肤，因卫气不守，邪气并居，其疾始作，伸欠寒慄，腰背俱痛，骨节烦疼，寒去则内外皆热，头疼而渴，乃阴阳二气交争，虚实更作而然。阴气独胜则阳虚，故先寒战慄；阳气独胜则阴虚，故先热。阴盛阳虚，则内外皆寒；阳盛阴虚，则内外俱热；阴阳各衰，卫气与病气相离则病愈；阴阳相搏，卫气与病气再集则病复。各随其卫气之所在[4]，与所中邪气相合而然也。

---

① 门：原脱，据《小儿推拿秘书》及体例补。
② 第：原作“弟”，据三友本改。
③ 腠：原作“凑”，据三友本改。
④ 在：原作“右”，据扫叶本和本衙本改。

疟疾兼呕吐肚疼者。

治法：推三关，脾土，分阴阳，揉脐，运八[①]卦。

痰疟，一日一发者。

治法：推三关，肺经，分阴阳，八卦，按弦搓摩。

久疟不退，而脾气虚弱者。

治宜：补脾土二百，分阴阳一百，运八卦二百。

邪疟至晚发者。

治宜：推三关五十，脾土一百，分阴阳三百，八卦、六腑二百，天门入虎口。

瘅疟，但热无寒者。

治宜：推三关，脾土，分阴阳，八卦，肺经，六腑，间使、内关各一截，天门入虎口，斟肘。

疳疾门[②]

五疳五脏五般看，治法详推事不难，

若见面黄肌肉瘦，齿焦发竖即为疳。

大抵疳之为病，皆因过餐饮食，于脾家一脏，有积不治。传之余脏而成五疳之疾。若脾家病去，则余脏皆安。苟失其治，日久必有传变，而成无辜之疾，多致不救，可不慎哉！

治宜：推三关，六腑，脾土，运八卦，大肠，五经，心经，清天河水，皈门，运水入土。

【点评】该门篇首歌诀，引自《小儿按摩经·诸症治法》。

---

① 八：原脱，据嘉郡本补。

② 门：原脱，据《小儿推拿秘书》及体例补。

积症门

头疼身热腹微胀，足冷神昏只爱眠，

因食所伤脾气弱，下须迟缓表宜先。

夫[①]儿所患积症，皆因乳哺不节，过餐生冷坚硬之物，脾胃不能克化，积滞中脘，外为风寒所袭，或因夜卧失盖，致头疼面黄身热，眼胞微肿，肚腹膨胀，足冷[②]肚热，喜睡神昏，饮食不思，或呕或哕，口嗳酸气，大便酸臭，此为陈积所伤，先宜发表，后宜攻积。

治宜：推三关，六腑，多补脾土，掐四横纹，补肾水，分阴阳，掐大肠，揉版门，小横纹，运八卦退艮重，三扇门，天门入虎口。

发热腹痛，加水底捞明月；大便秘结，多推六腑、小横纹，揉掐肾水；腹痛泄泻，掐一窝风，揉脐及龟尾。

【点评】该门篇首歌诀，引自《小儿按摩经·诸症治法》。

痞症门[③]

本因积久成顽结，男左女右居腹[④]胁，

俗云龟痨不须听，化癖调脾自安帖。

夫痞与否同，不通一也。小儿乳哺不节，久停于脾，不能克化，结成痞癖，突于胁下，或左或右，俗云“龟痨”。其疾皆因积滞蕴作，

---

① 夫：原脱，据嘉郡本和本衙本补。

② 冷：原作“治，据扫叶本改。

③ 门：原脱，据《小儿推拿秘书》及体例补。

④ 女右居腹：原作“傍骨如痛”，据三友本改。

致有寒热肚腹疼痛，昼凉夜热。气实者，先攻其痞，后投补益；气虚者，先与调固脾胃，神色稍正，饮食进多，后宜攻之。若面黄唇白，发竖肌瘦，乃为虚极。不可轻下，但徐徐调理为上。

治宜：推三关，脾土，大肠，肺经，四横纹，版门，精宁，二扇门，清肾水，运五经，小横纹，运八卦，小天心，黄蜂入洞，赤凤摇头，久揉脾土。

痫症门[①]

惊传三搐后成痫，嚼沫牙关目上翻，

明辨阴阳参色脉，不拘轻重总风痰。

古人议痫最多，大抵胎内受惊，及闻大声大惊而得。盖小儿神气尚弱，惊则神不守舍，舍空则痰涎归之而昏乱，旋晕颠倒，口眼相引，目直上视，手足搐搦，背脊强直，或发时作牛马猪羊鸡犬之声，便致僵仆，口吐涎沫，不省人事。凡得此症，大属风痰郁结，上迷心包。宜多投疏风化痰，顺气镇惊之剂，更须临症参详，乃无失也。

治宜：推三关，六腑，肺经，补脾土，天门入虎口，揉抖肘，掐版门，精宁，窝风，运天心，掐五指节，分阴阳，运八卦，赤凤摇头，按弦搓摩，威灵穴，揉中指，掐总筋，灸昆仑。

咳嗽门

咳嗽虽然分冷热，连声因肺感风寒，

眼浮痰盛喉中响，戏水多因汗未干。

---

① 门：原脱，据体例补。

夫咳嗽者，未有不因感冒而成也，《经》曰：肺之令人咳，何也？岐伯曰：皮毛者肺之合也。皮毛先受邪气，邪气得从其合，则伤于肺，是令嗽也。乍暖脱衣，暴热遇风，汗出未干，遽尔戏水，致令伤风咳嗽。初得时，面赤唇红，气粗发热，此是伤风，痰壅作嗽。若嗽日久，津液枯耗，肺经虚矣。肺为诸脏华盖，卧开而坐合，所以卧则气促，坐则稍宽，乃因攻肺下痰之过，名曰虚嗽。又当补脾而益肺，借土气以生金，则自愈矣。

治宜：推三关，六腑，肺经往上一百二十，二扇门，二人上马，五总六转六掐，多揉肺俞穴，掐五指节，合谷，运八卦，多揉大指根，掐精宁穴，涌泉，天门入虎口，版门。

痰壅气喘，掐精灵穴，再掐版门；痰结壅塞，多运八卦；干咳，退六腑；痰咳，推肺经，推脾，清肾，运八卦；气喘，掐飞经走气并四横纹。

【点评】该门篇首歌诀，引自《小儿按摩经·诸症治法》。

肿胀门[①]

古今议肿是脾虚，大抵多从湿热为，
十种根因各调治，详分补泻在临机。

古方有十种论症，然脉浮为风虚，沉伏为水病。沉则脉络虚，伏则小便难，即为正水。脾脉虚大，多作脾肿，因循不治，乃成水肿。盖脾属土，喜燥而恶湿，土败不能制水，则停蓄不行，留滞皮肤，故作浮肿。初得病时是眼胞早晨浮突，至午后稍稍然，此症夏与秋冬治之颇易，惟春不然。盖四时之水，无如春水泛溢，兼肝木旺而脾土受克，不能制水，所以难疗，进退不常，须徐徐调理取效。大凡小儿浮

① 门：原脱，据体例补。

肿，先用发散，然后行泄法。

治宜：推三关一百，推脾土一百，黄蜂入洞十下，运五经五十，二扇门二十，掐威灵二十，天门入虎口二十，斟肘二十。

以上泻法，泻后补法：推脾土一百，分阴阳一百，补肾一百，运土入水四十，天门入虎口、斟肘各二十。

春夏用水，秋冬用姜葱真麻油推之，再用酒一盏，飞盐少许，皂角一片为末，黄土一盅，同炒，布包倒包[①]掌心，掐大指节，即消。

【点评】该门内容与《幼科推拿秘书》合，惟缺门首歌诀。

目疾门

小儿两目忽然红，盖因肝脏热兼风，

散风清火斯为妙，痘后须知宜别攻。

火眼之症，治宜：补肾五百，推天河五百，六腑五百，分阴阳三百，运八卦二百，推脾土一百，水底捞明月一百，合谷、曲池、肩井各[②]一截。

风眼之症，治宜：推三关三百，揉肾三百，掐五指节一百，分阴阳三百，八卦一百，推天河二百，六腑一百，水底捞明月一百，合谷、曲池、肩井各一截。

杂症门

小儿头疮，治宜：推三关一百，推肺一百，分阴阳一百，推脾一百，揉太阳一百，揉阳池一百。

---

① 包：原作"色"，据三友本改。

② 各：原作"名"，据下文及文义改。

小儿口内生疮，治宜：退六腑一百，分阴阳一百，捞明月二十，清天河一[1]百，清肾水二十，凤凰单展翅十下。

小儿偏坠，治宜：推三关五十，推肾四百，揉版门二百，分阴阳二百，八卦二百，天河二百，三阴交一截，承山穴一百。外用艾绒为囊，将肾子兜之，甚效。

小儿聤耳流脓，治宜：推三关一百，六腑一百，推脾十五，将耳珠揉行前补后[2]泻法二十。

小便黄赤，可清之，治宜：清肾水自肾指尖推往根下为清也，掐小横纹[3]，二人上马，运水入土。如大小便俱闭，只宜分阴阳为主。

小儿眉目不开，治宜：掐阳池穴宜久揉久掐，再推五横纹。

小儿口渴咽干者，气虚火动也，清天河为主。

小儿四肢厥冷，治宜：推三关，补脾土为主。

小儿口哑不能语言，乃痰迷心窍也，清肺经为主。

小儿手不能伸屈者，风也，宜威灵穴揉之；四肢软者，血气弱也，宜补脾土，掐四横纹；手捏拳者，心经热也，急掐捞明月，仍运八卦。

小儿头痛，揉脐及阳池、外劳宫；头向上者，宜补脾土，运八卦为主。

杂症推拿大法

——惊风不省人事，灸上星、涌泉、大指甲侧。

——发热，目上视，宜泻心经，掐中平穴、横门、中指，俟眼正起指。

---

① 一：原作“二”，据三友本改。

② 后：原脱，据本衙本补。

③ 小横纹：原脱，据本衙本补。

——眼左视，掐右端正穴；右视，掐左端正穴，中指中节外边是。

——吐血，两大指甲后一韭叶，即母腮穴，须[1]平掐。

——汗多是肾虚，多推补肾水，汗即止。

——日间病重者，宜抑阳。

——夜间病重者，宜抑阴。

——子后火盛者，是阳火，宜泻之；午后火盛者，是阴火，宜补之。

——先热后寒者，阴干阳，宜先泻后补。

——先寒后热者，阳干阴，宜先补后泻。

——推浮肿者，脾土宜补，阴阳宜分，肾水宜先补后泻，用灯火太阳、五心、脊骨上各灸[2]，愈。

——揉五指节，化痰用之。

——推三焦，治心气冷痛。

——推命门，止腰痛，补下元。

——推横纹，通上下之血气。

——推版门，止小肠之寒气。

——揉小天心，治肾水枯短。

——截三关，祛腰背之风寒。

——截风池，止眼瘴头疼。

——截昆仑，救半身不遂，大小便涩。

——截曲池，通肺腑气血，治麻痹，半身不遂。

——泄，龟尾骨上一燋，大便多而秽者，不可止。

——吐，心窝上下四燋。

——口水多，推脾土。

——脚软，鬼眼一燋。

---

① 须：原作“许”，据三友本改。

② 脊骨上各灸：原作“春骨土名炙”，据三友本改。

——手软倒蹭，后拐节弯上一燋。

——内热外寒者，掐肾水即止。

——外热内寒者，掐阳筋，汗出为度。

——头软□，心脐上下一燋。

——作寒，掐心经转热。

——作热，掐肾经转凉。

——口不开，多揉脾，心口一燋，亦有心窝揉者，又有研朱砂一[①]分，吹鼻即开。

——上吐下泻，多推胃与阴阳，灯火五心提之，肚上五火，背上五火，效。

——无门有纹，如针入眼，五色皆主死。

——凡推法必似线行，毋得斜曲，恐动别经而招患也。

——治鼻干，年寿推下两宝瓶，效；或曰多推肺经，以鼻乃肺窍故也。

——久揉脾土后心，以肚响应之，谓之内消。

——脊骨自下缓缓推上，虽大人可吐也。

——小儿望后跌，承山掐之。

——三里属胃，久揉止肚疼，大人胃气痛者通用。

——小儿望前扑者，委中掐之，亦能止大人腰背疼。

——便秘者，烧酒在肾俞推上龟尾，推膀胱，推下承山，但脚里边，在承山旁抽骨处，亦要推下，而推此顺气之法，无急胀之患。若泄泻亦要逆推，使气升而泄可止。

——两手抄停，食指尽处为列缺，止头疼，中指尽处为外关，止腰背痛，大人通用。

——掐靠山，即合谷，少商、内关，剿疟用之。

——掐精灵，治气喘、口歪、眼偏，哭不出声，口渴。

---

① 一：原脱，据三友本、扫叶本和本衙本补。

——掐总经，推天河，治口内生疮，吐热，人事昏沉。

——掐大指母腮穴，止吐血。

——掐涌泉，治痰壅上，重则灸之。

——揉二大指头顶，向外转三十六，随掐之，主醒脾消食。

——推坒[①]，掐劳宫，所以定气。

——版门推上横门可吐，横门推下版[②]门可泄，二穴许对掐之。

运水入土，治身弱肚起青筋，曰水盛土枯。

——运土入水，治外由作胀，眼睁，曰土盛水枯。

——危症先劈面吹气一口，若眼皮连动，睛活转可救；若鱼目，脾绝不治。

——生血顺气，天门入虎口，揉䊬肘。

——推惊，不可拘推三回一之说，但推中回几下便是。

——论穴有分寸者，以小儿中指屈中节，度之为寸，折半为五分，非尺之谓。

——惊之义，惊之为言筋也，筋见是也。

——当时被吓，补童子窌，以两手提耳三四次效。

【点评】《幼科推拿秘书·杂症门》与该门部分内容合。

小儿坏症一十五候

眼生赤脉水火困绝也贯瞳人，囟门肿起又作坑心绝[③]。

指甲黑色肝绝鼻干燥肺绝，鸦声肺绝忽作肚青筋脾绝。

虚舌出口心绝咬牙齿咬人肾绝，目多直视五脏俱绝不转睛。

---

① 坒：疑为"毕"之俗写。

② 版：原作"伋"，据文义改。

③ 绝：原脱，据登郡本补，当作小字体。

鱼口肺绝气急肺绝啼不得，蛔虫既出脾胃俱绝死形真。
手足掷摇经过节，灵丹妙剂也无生。

【点评】该篇引自《小儿推拿秘诀·看症候断诀》：眼上赤脉下贯瞳人，囟门肿起，兼及作坑，目多直视，怒不转睛，鼻孔燥黑，肚大青筋，指甲黑色。或作鸭声，口张舌出，齿牙啮人，鱼口气急，啼不出声，蛔虫口出，俱是死症。观此二段，则有病不可不早治也。

《幼科推拿秘书·坏症十五候》与该歌合，更为详尽。

断小儿面色恶症死候

齿如黄熟豆，骨气绝，一日死。面青，目陷，肝气绝，二日死。面白，鼻入奇轮，肺气绝，三日死。面黑，耳黄，呻吟，肾气绝，四日死。面上死筋，心气绝，五日死。口张唇青，毛[1]枯，脉绝，六日死。面黄[2]，四肢肿，脾绝，九日死。大凡病儿足趺跗[3]肿，大小便不禁，皆死候也。

【点评】以上引自《小儿按摩经·察色验病生死诀》：面上紫，心气绝，五日死。面赤，目陷，肝气绝，三日死。面黄，四肢重，脾绝，九日死。面白，鼻入奇论，肺气绝，三日死。胸如黄熟豆，骨气绝，一日死。面黑，耳黄，呻吟，肾气绝，四日死。口张唇青，毛枯，肺绝，五日死。大凡病儿足趺跗肿，身重，大小便不禁，目无转睛，皆死候也。若病将愈者，面黄目黄，有生意。

---

① 毛：原作“尾”，据《小儿按摩经·察色验病生死诀》改。
② 黄：原作“目”，据《小儿按摩经·察色验病生死诀》改。
③ 跗：原作“耳”，据《小儿按摩经·察色验病生死诀》改。

二者合，惟死日略异，以下为该篇详解。

忽作鸦声者，是大肠绝也，不治。鱼口气粗，出而不返者，是肺绝也，不治。肝藏血，目乃肝之外应，爪甲青黑，血脉不荫，及目无光彩，筋缩则两手抱头，是肝绝，不治。眼青属肾，肾有两筋，自背脊直至脑门，贯其二睛，肾绝，两目向上，目不动者，不治。肾乃骨之主，肾绝则齿痒，咬牙咬人者，不治。鼻乃肺之外应，孔干黑燥，是肺绝，不治。面色黑黔者，不治。唇乃脾之外应，唇缩而不盖齿者，是脾绝，不治。胃主肌肤四肢，胃绝则毛发竖，手足不能收管者，不治。四肢汗出如油，是荣卫俱绝，阴阳离，津液散于四肢，如粘胶者，不治。头偃于后，天柱骨痿，心绝，颈骨不载，不治，或以为五软，非也，心主血，舌[①]乃心之外应，舌短则语言不明，心绝则血不流行，身不温暖，及囟门凸起，或陷作坑，目多直视，是皆必死，不治。饮水不歇，是肺胃俱绝，其水直下大肠中去，必死。痢如死鹅鸭血者，是心绝，或臭秽如糟汤血水者，不治。凡有顽涎出口鼻者，是风痰塞关窍，血脉不行，不纳汤药者，不治。心寒者，脉绝也，故令肺胀，不治。喉中拽锯，口吐白沫，是风痰闭窍，面色青黑，五孔干燥，不治。以上诸症，是脏腑俱败，荣卫相离，气脉不生，皆不治之症。向[②]有其症而救之，十或一二者也。

---

① 舌：原作“古”，据三友本改。
② 向：原作“同”，据三友本改。

推拿广意下卷附方

楚清江陈世凯紫山重订
仁和王元璐尔调参阅
东川熊应雄运英纂辑
梓州赵凤鸣岐　同校

初生门①

开乳方

初生小儿对昼，先以甘草煎汁②，进一二匙以下胎毒，然后进乳。

洗散③方

用苦楝皮煎水洗之，可免疮疥虫虱之患。

延生第一方

小儿脐带落时，将瓦焙干为末，每一分配飞过朱砂五厘，以生地黄、宣黄连、当归身煎浓汁一二蚬壳，和前末抹儿口中，或乳头上，一日服完，次日大便下污浊之物，终身可无痘疹疮毒之患，真延生第一妙方也。

---

① 初生门：原脱，据目录和体例补。
② 汁：原作"汴"，据三友本改。
③ 散：原作"三"，据三友本改。

胎毒门

红褐散 初生小儿脐带落后，风水侵脐，以致湿烂。

红色绒褐，不拘多少。灯上烧灰为细末，敷于脐上，外以太乙膏贴之。

龙骨散

龙骨不拘多少，入炭火内，煨令通红，取出冷定，研为细末，敷于脐上，外以膏药贴之。

蝎梢散 治百日内撮口、脐风及胎风。

蝎梢四十九个　僵蚕四十九个　片脑少许　麝香少许

先将薄荷叶包扎蝎蚕在内，炒薄荷叶干为度，共研细，入脑、麝再研匀，用紫雄鸡肝煎汤调下。

按脐风撮口，若两眉青色，脸赤腹胀者，不可治也。

大连翘饮 治胎中受热，生下遍体赤色，大小便不利，及重舌木舌，鹅口疮疡等症。

柴胡　防风　荆芥　连翘　黄芩　山栀　木通　滑石　车前　瞿麦　蝉蜕　赤芍　甘草

五福化毒丹 治胎热，目闭颊赤，鹅口疮疡，重舌木舌，喉痺垂痈，游风丹毒，二便闭结。

玄参三两　桔梗三两　甘草七钱　牙硝五钱　青黛一两　人参七钱　茯苓一两五钱

末之，炼蜜为丸，如芡实大，朱砂为衣，薄荷汤下。

疮疹后余毒上攻，口齿臭烂，生地黄汁化下。

小儿上腭有白点，如粟米状，名曰鹅口。以青布醮苦茶刮去恶血，不至落下喉中，即以金墨涂之，又以甘草、黄连汁和朱砂末、生蜜饮之解毒。

水雄散 治小儿鹅口马牙，重舌木舌。

雄黄一钱 硼砂一钱 甘草末五分 冰片一分

为末，擦口内。

钩藤汤 治初生小儿啼哭，而手足拳缩，身弯[1]如虾者，盘肠吊也。

钩藤钩一钱 枳壳五分 延胡索五分 甘草二分

上用水半盅，煎至二分，不拘时服。

惊风门

至圣宝命丹 治胎惊，搐搦痰盛及一切急慢惊风。

天南星炮 僵蚕炒，去丝嘴 防风各五钱 全蝎三十个，去毒，酒洗焙干 白附子炮 天麻煨 蝉蜕各四钱 雄黄一钱 麝香少许

上为末，蜜丸，一钱重，朱砂金箔为衣，薄荷灯心汤化下。

抱龙丸 治伤风瘟疫，身热昏睡，气粗风热，痰实壅嗽，惊风潮搐及蛊毒中暑，沐浴惊悸之后，并宜预服。

牛胆南星四两 天竺黄一两 朱砂、雄黄各五钱 麝香另研，一钱

上研极细，加麝再研匀，以甘草膏和为丸，皂荚子大，薄荷汤下。

黄连安神丸 外物惊者，元气本不病，此方治之。

黄连酒炒一钱五分 朱砂细研 生地黄 当归各一钱 甘草炙五分

上为细末，蒸饼为丸，如绿豆大，每服十丸，津下。

参苏饮 解惊风烦闷，痰热作搐，咳嗽气逆，脾胃不和。

---

① 弯：原作“湾”，据三友本及文义改。

人参　紫苏　前胡　干葛　半夏　赤茯苓各七钱五分　枳壳　橘红　桔梗　甘草各五钱

上剉碎，每服二钱，水一盅，煎七分，无时温服。

木通散　小儿心肝有热惊悸，用此药泻肝风，降心火，利惊热。

羌活　山栀子各二钱　大黄煨　木通　赤茯苓　甘草各一钱

上剉碎，每服二钱，入紫苏叶二片，水一盅，煎五分，不拘时服。

加味导赤散　利小便，去心热，定惊悸，止搐搦。

生地黄上　木通上　防风中　甘草中　山栀子中　薄荷叶下　麦冬中

入灯心、竹叶同煎。

通关散　治小儿惊风搐搦，关窍不通，牙关紧急。

南星炮　僵蚕炒，各一钱　麝香一字　牙皂角二定，略烧，存性为末　赤足蜈蚣一条，炙

上为末，以手点姜汁，蘸药少许擦牙，或用物引滴入药两三点，涎自出，口自开。

天麻防风丸　治惊风身热，气喘多睡，惊悸手足搐搦。

天麻　防风　人参各一两　甘草、朱砂水飞　雄黄各二钱五分　蝎尾炒　僵蚕炒，各五钱　牛黄　麝香各一钱

上为末，炼蜜丸，樱桃大，朱砂为衣，每服①一丸，薄荷汤化下。

镇肝丸　治急惊风，目直上视，抽搐昏乱，不省人事，是肝经风热也。

天竺黄　生地黄　当归　竹叶　草龙胆　小川芎　大黄煨　羌活　防风各二钱五分

上为末，炼蜜丸，如芡实子大，每服二丸，砂糖水化下。

---

① 服：原脱，据体例补。

珍珠丸 治惊风痰热壅盛及吊肠、锁肚、撮口绝效。

南星炮 天麻煨 白附子炮，各一钱 腻粉五分 巴霜一字 芜荑炒，去壳 全蝎面炒 滑石水飞，各一钱五分

上为末，糊丸，粟米大，一岁五七丸，二岁十丸，大小加减，薄荷汤点茶清送下。

定志丸 治惊风已退，神志未定，以此调之。

琥珀 茯神 远志肉姜制，焙 人参 白附子炮 天麻 天门冬 甘草炙 枣仁炒

上为末，炼蜜丸，皂子大，朱砂为衣，每服一丸，灯心薄荷汤下。

保生锭 通治急慢惊风，痰涎壅塞，口眼歪斜，四肢搐搦，天吊惊惕，并睡中惊跳，夜啼惊哭及跌扑惊恐，并宜服之。

代赭石醋煨，七次 蛇含石醋煨，七次，各二两 僵蚕 胆南星 钩藤钩 白茯神各一两 全蝎 天麻 枳实各五钱 白附子炮 薄荷叶各四钱 天竺黄六钱 朱砂五钱 雄黄三钱 冰片一钱 麝香四分

上为末，水煮糯米，糊和成锭，每锭重五分，薄荷汤化服，慢惊枣姜汤化服，夜啼不安灯心汤下。

宁志丸 治心经血虚，惊悸恍惚，服之安神定志。

人参 白茯苓 茯神 柏子仁 琥珀 当归 枣仁 远志各五钱 乳香 朱砂 石菖蒲各三钱

上为末，蜜丸，桐子大，每服二三十丸，食远枣汤送下。

醒脾散 治吐泻日久，转成慢惊，神昏目慢，多困有痰。

人参 白术 木香 白茯苓 白附子炮 天麻 全蝎炙 僵蚕炒，去丝，各等分

上为末，每服一钱，姜一片，枣一枚去核，煎汤调下。

补脾益真汤　治胎气素弱，而成阴痫，气逆①涎潮，眼目直视，四肢抽掣，或因变蒸客忤及受惊误服凉药所作。

官桂　当归　人参　黄芪　丁香　诃子　陈皮　厚朴姜制　甘草炙　草果　肉豆蔻面包煨　茯苓　白术　桂枝　半夏汤泡　附子炮，各五钱　全蝎炒

上㕮咀，每服三钱，加全蝎一枚，水一盏半，姜一片，枣一枚，煎六分，稍热服，服讫，令揉心腹，以助药力，候一时方与乳食。渴者，加人参、茯苓、甘草，去附子、丁香、肉蔻；泻者，加丁香、诃子肉；呕吐，加丁香、半夏、陈皮；腹痛，加厚朴、良姜；咳嗽，加前胡、五味子，去附子、官桂、草果、肉蔻；足冷，加附子、丁香、厚朴；恶风、自汗，加黄芪、桂枝；痰喘，加前胡、枳实、赤茯苓，去附子、丁香、肉蔻、草果；气逆不下，加前胡、枳实，去当归、附子、肉蔻；腹胀，加厚朴、丁香、枳壳。

小儿误服凉药，或用帛蘸水缴口，因此伤动脾胃，或泄泻，或腹胀，或腹中响。小儿囟颅高急，头缝青筋，时便青粪；小儿肥壮，而粪如清涕，或如冻汁；小儿时时扎眼，粪便青白沫，时有干硬。以上五证，忽然呕吐者，必成阴痫，即慢惊是也；小儿头虽热，眼珠青白②而足冷，或腹胀，或口破烂，或泄泻，或呕吐，或口渴，或目赤而足冷者，皆无根之火逆也，速服补脾益真③汤。

术附汤　白术四两　甘草炙，二两　附子炮，去皮脐，一两

上为末，每服三钱，姜三片，枣一枚，水煎服。

按：附子温中回阳，为慢惊之圣药也，如元气未脱，用之无有不效。

聚宝丹　治慢惊。

---

① 逆：原作“送”，据三友本改。
② 白：原作“日”，据三友本改。
③ 真：原作“直”，据嘉郡本及上文改。

人参　茯苓　琥珀　天麻　僵蚕　全蝎炙　防风　胆星　白附子生用　乌蛇肉酒浸，焙，各一钱　朱砂五分　麝香少许

上为末，炼蜜丸，桐子大。每服二丸，菖蒲汤下。

生附四君子汤　治吐泻，不思乳食，凡虚冷病，先与数服，以正胃气。

人参　白术　附子　木香　茯苓　橘红　甘草各等分

上为末，每服五分，姜枣汤下。

醒脾丸　治小儿慢脾风，因吐利后，虚困昏睡，欲生风痫。

厚朴　白术　天麻　全蝎　硫黄入豆腐中煮三五沸　防风　官桂　人参各一钱

上为细末，酒浸，蒸饼和丸，如芡实大，每服一丸，温米饮汤化下。

夺命散　大能控风涎，不问急慢惊风，痰盛壅塞，其响如潮，药难下咽，命在须臾。先用此药入喉，痰即坠下，功有万全，夺天地之造化也。

青礞石一两入罐内，同焰硝，一两，炭火煨通红，须硝尽为度，候冷如金色用。

上为细末，急惊，风痰壅上，身热如火，用生薄荷自然汁，入蜜调，微温服之，良久其药自裹痰坠下，从大便出，如稠涕胶粘，乃药之功也。次服退热祛[①]风截惊等药，慢惊风亦以痰涎朝上，塞住咽喉，药食俱不能入，医者技穷，势迫以待其尽，但用此药，以青州白丸子再研为末，煎如稀糊，熟蜜调下，其涎即坠入腹，次服术附等药。

青州白丸子　治小儿惊风，大人诸风。

半夏生，七两　南星生，三两　白附子生，二两　川芎生，五钱，去皮脐

上为末，以生绢袋盛，井花水摆出，如有渣滓更研，再入绢袋摆

① 祛：原作“却”，据三友本改。

尽为度。于瓷盆中日晒夜露，至晚撇去旧水，别用井花水搅又晒，至来天早，再换新水搅，如此法，春三夏五，秋七冬十日，去水晒干如玉片，研细糯米煮粥清，丸如绿豆大，每服三五丸，薄荷汤下，瘫风酒下，并不拘时。

琥珀抱龙丸，抱龙之义，抱者保也，龙者肝也，肝应东方青龙木，木生火，所谓生我者父母也，肝为母，心为子，母安则子安。心藏神，肝藏魂，神魂既定，惊从何生，故曰抱龙丸，理小儿诸惊，四时感冒风寒，瘟疫邪热致烦躁不宁，痰嗽气急及疮疹欲出发搐，并宜可投。

真琥珀一两五钱　天竺黄一两　檀香细剉　人参去芦　白茯苓去皮，各一两五钱　粉草三两，去节　枳壳去穰，麸炒　枳实去穰，麸炒，各一两　朱砂五钱，先以磁石引去铁屑，次用水乳钵内细研，取浮者飞过，净器内澄清，去上余水，如法制，以朱砂尽晒，干用　山药十两　珍珠五钱　牛黄一钱　胆南星一两　金箔四百片

上研极细末，炼蜜为丸，每丸五分重。其药性温平，不寒不燥，驱风化痰，镇心解热，安魂定惊，和脾健胃，添减精神，薄荷汤下。伤风发热，鼻塞咳嗽，葱白汤下；痘疹见形惊跳，白汤下；因着惊发热，睡卧不宁，灯心汤下；夏月发热呕吐，麦门冬汤下；因吃母发热病乳，致身热不宁，甘草汤下；脾胃不和，头热黄瘦，懒食，砂仁汤下；痰涎壅盛，生姜汤下。并不拘时服，初生数日者，每丸作四次服，或[1]三分之一，或半丸，数岁者，每服一丸，量儿大小加减可也。

诸热门

生犀散　治心经虚热。

---

① 或：原脱，据三友本、扫叶本和本衙本补。

生犀角镑取末，二钱　地骨皮　赤芍药　柴胡　干葛各一两　甘草炙，五钱

上为细末，每服二钱，水一盏，煎七分，温服。

地骨皮散　治虚热潮作，应时而发，如潮信之不失其期也，亦治伤寒壮热及余热。

知母　甘草炙　半夏　银柴胡　人参　地骨皮　赤茯苓各等分

如有惊热，加蝉蜕、天麻、黄芩；若加秦艽，名秦艽饮子。

十味人参散　治潮热，身体倦怠。

柴胡　甘草　人参　茯苓　半夏　白术　黄芩　当归　白芍　葛根

加姜三片，水煎服。

大柴胡汤　解利风热，痰嗽腹胀及里[1]症未解而潮热。

柴胡四两　黄芩　白芍各一两半　大黄　半夏制，各七钱半　枳实七钱　甘草一两

小方故多用。

上剉剂，每服二钱，水一盏，姜二片，煎七分，温服无时。

天竺黄散　治小儿惊风热。

天竺黄　川郁金　山栀子　僵蚕炒，去丝嘴　蝉蜕去土　甘草等分

上为末，每服五分，熟水、薄荷汤皆可服，不拘时。

甘露散　治小儿惊热，通利小肠，去惊涎，清心止烦，安神稳睡。

寒水石研，软而微青，中有细纹者是　石膏研，各二两　甘草末一两

上为末，和匀，量儿大小，或一钱或五分，热用冷服，寒用热服，用薄荷汤，或灯心汤调服。被惊，心热不宁，睡卧不安，皆可服。小便不通，加麦门冬、灯心汤调下；加朱砂名加砂甘露散，一方

---

① 里：原作“肚”，据三友本改。

有赤茯苓一两，尤妙。

四顺清凉散　治三焦积热，遍身红肿，口唇生疮，惊痰潮热，大便秘结。

当归　赤芍药二钱　川大黄一钱五分　炙甘草五分

上为末，每服一钱，薄荷汤下；如小便不通，灯心汤下。

栀子清肝散　治三焦及足少阳经风热，耳内作痒，身热生疮，或胸间作痛，寒热往来。

柴胡　黑栀　丹皮各一钱　茯苓　川芎　芍药　当归　牛蒡炒，各七钱　甘草三分

上，水煎服。

柴胡清肝散　治肝胆三焦，风热怒火，或乍寒乍热，或身热头发疮毒等症。

柴胡一①钱五分　黄芩炒　人参②　川芎各一钱　黑栀一钱五分　连翘　甘草各五分　桔梗五分

上，水煎服。

滋肾丸③　治肾热。

黄柏酒拌，炒焦，三钱　知母二钱　肉桂五分

上为末，水法丸，桐子大，每服二十丸至三十丸，空心，白汤送下。

牛黄凉膈丸　治风壅痰塞，蕴积不散，头痛面赤，心烦潮热，痰涎壅塞，咽膈不利，睡卧不安，口渴唇焦，咽痛颊赤，口舌生疮。

牛黄一钱　甘草一两　寒水石　牙硝枯　石膏各一两　紫石英　片脑　麝香各五分　胆星七钱五分

---

① 一：原脱，据三友本补。

② 人参：原脱，据三友本补。

③ 丸：原作“大”，据三友本、扫叶本和本衙本补。

上蜜为丸，重三分，薄荷人参汤，嚼下一丸。

三黄丸 治三焦积热，眼目赤肿，头项肿痛，口舌生疮，心膈烦躁，大小便秘涩，五脏实热，或下鲜血，疮疖热毒。

黄连 黄芩 大黄煨，各等分

上为末，炼蜜丸，桐子大，每服一二十丸，白汤送下。

火府丹 治小儿壮热。

生地黄 木通 甘草 黄芩

上，水煎服。

金莲饮子 治小儿壮热潮热，眼赤口疮，心烦躁闷，咽干多渴。

防风 甘草炙 连翘 柴胡 山栀子各等分

上为末，每服二钱，水煎服。

栀子仁汤 治阳毒壮热，骨[1]节疼痛，下后热不退者。

栀子仁酒炒 赤芍 大青 知母各一两 升麻 黄芩 石膏各二两 柴胡一两五钱 甘草五钱 杏仁二两，去皮尖，炒微黄

上为粗末，每服三钱，生姜三片，水煎服。

五物人参汤 治肚热咳嗽，心腹胀满。

人参去芦 甘草各半两 麦门冬去心 生地黄各一两半 茅根半握

上每服二三钱，水煎服。

柴苓汤 治小儿温壮，伏热来去。

柴胡三钱五分 麦门冬 人参去芦 赤茯苓 甘草各二钱五分 黄芩五钱

上剉散，每服二三钱，加小麦二十粒，竹叶三片，水煎服。

三黄犀角散 治温壮心热，神志不安，六腑秘结。

大黄酒浸蒸 黄芩 黄栀子 犀角屑 钩藤钩 甘草

---

① 骨：原脱，据三友本补。

各等分，为末，每服五分，热汤调下，量儿加减。

地骨皮散 治小儿骨蒸[1]，潮热往来，心膈烦悸，及伤寒后余热未解。

柴胡去芦 地骨皮各二两 知母、甘草炙 龟甲醋炙黄 黄芩 人参各二钱半 赤茯苓五钱

上剉碎，一岁二钱，水六分，姜、梅各一片，煎三分，不拘时服。

灵犀饮 治骨蒸潮热，盗汗咳嗽，少食多渴，面黄肌[2]瘦，里[3]急气粗，虚热余热通用。

犀角屑 胡黄连各五钱 白茯苓 人参 川芎 秦艽 甘草 地骨皮 羌活 柴胡 桔梗各一两

上剉散，每服二三钱，加乌梅、竹叶各少许，水煎服。

绛雪丹 治小儿烦热。

芒硝一两 朱砂一两

上为末，饭丸芡实大，三岁一丸，砂糖水化下。

竹叶石膏汤 治小儿虚羸少气，气逆欲吐，四体烦热。

石膏三两 半夏制 人参各七钱五分 麦门冬去心，一两 甘草炙，七钱五分 竹叶半把

上剉碎，每服二钱，加粳米三四十粒，生姜一片，水煎服。

龙胆丸 治小儿食后多发热，至夜则凉，此血热症，疳热亦治。

宣黄连去毛 赤芍各五钱 草龙胆去苗 青皮去穰，各一钱 槟榔一个，大者 麝香少许

上为末，猪胆汁入少面糊为丸，萝卜子大，每二三十丸，米饮

---

① 蒸：原脱，据三友本和登郡本补。

② 肌：原作“朋”，据三友本、扫叶本和本衙本改。

③ 里：原作“壮”，据文义改。

汤，空心服。

六合汤 治小儿血热，每日巳午时发热，遇夜则凉。

当归 大黄 川芎 熟地黄等分

水煎服。

四物二连汤 治血虚劳，五心烦热，昼则明了，夜则发热，胁肋刺痛，并一身尽热，日晡肌热。

当归身 生地黄 白芍药 大川芎 宣黄连 胡黄连各等分

水煎服。

保和丸 治脾胃不和，饮食停滞，胸胀肚痛，嗳气吞酸，身热肚痛，或吐或泻，用此去滞消食，退热宽中。

山楂肉二两 神曲 麦芽 陈皮 半夏 茯苓 砂仁 香附各一两 莱菔子 连翘各五钱

水法为丸，白滚汤下。

当归补血汤 治肌热躁热，目[1]赤面红，烦渴昼夜不息，其脉洪大而虚，重按全无。此脉虚，血虚也，若误服白虎汤必死，宜此主之。

黄芪二钱 当归一钱

上用水盅半，煎五分服。

补中益气汤 治中气虚弱，体疲食少，或发热，烦渴等症。

人参 黄芪各八分 白术土炒 甘草炙 陈皮各五分 升麻 柴胡各二分 当归三分

上，姜枣水煎服。

加味逍遥散 治肝脾血虚，发热等症。

当归 甘草炙 白芍酒炒 茯苓去皮 白术炒 柴胡各一钱 丹皮

① 目：原作"日"，据扫叶本、本衙本和嘉郡本改。

山栀炒，各七钱。去丹皮、山栀即逍遥散。

上，水煎服。

惺惺散 治变蒸发热，咳嗽痰涎，鼻塞声重。

人参 白术 甘草 桔梗 白茯苓 天花粉 细辛根 白芍各一钱 薄荷少许

上，用水、姜，煎服。

柴胡散 治变蒸骨热，心烦，啼叫不已。

人参去芦 甘草炙 麦门冬去心，各二钱 草龙胆酒炒黑 防风各一钱 柴胡五分

上剉碎，每服一钱，水煎服。

平和饮子 治变蒸于三日后，三日进一服，可免百病，百日[1]内宜服。

人参去芦 甘草炙，各五分 白茯苓去皮，一钱 升麻煨，三分

上㕮[2]咀，用水煎，不拘时候服。禀受弱者，加白术一钱，肥大壮实者不用。

参杏膏 治小儿变蒸潮热。

人参去芦 杏仁去皮尖 川升麻制，各五分 甘草二钱

上为末，百日已前，每服一匙，用麦门冬去心煎汤，食远服。

伤寒门

冲和散 治四时感冒，初起遍身拘急，寒热交作，无汗，头疼身痛，鼻塞咳嗽。

---

① 日：原作“月”，据登郡本改。
② 㕮：原作“父”，据三友本改。

白芷　防风　陈皮　羌活　川芎　杏仁　半夏制，各一钱　紫苏叶五钱　甘草七分

上为细末，每服二三钱，加葱头一个，生姜一片，煎服。

羌活散　治伤风，伤时寒气，头疼发热，身体烦疼，痰壅咳[1]嗽，鼻塞失音，声重及时行下痢，赤白并治。

人参　羌活　赤茯苓　柴胡　前胡　独活　桔梗　枳壳　川芎　甘草　苍术各等分

上剉剂，每服二钱，水一盏，姜二片，薄荷三片，煎七分服。

麻黄汤　发热头痛，恶寒无汗。

紫苏一钱　干葛　麻黄各八分　陈皮　升麻　川芎　白芷　赤芍药　香附　甘草各五分

姜一片，葱白一寸，水煎服。

桂枝汤　发热头痛，有汗恶风。

桂枝七分　赤芍一钱　甘草五分

姜一片，水煎服。

升麻汤　治汗出未透，热留于胃，而皮肤发斑者及时行瘟疫，并痘疹疑似之间，皆宜服之。

升麻　葛根　白芍　甘草

上用水一盅，姜一片，煎服。

小柴胡汤　治寒热往来，口干作呕。

柴胡一钱五分　人参　半夏六分　甘草五分　黄芩一钱

姜三片，水煎服。

大柴胡汤　治伤寒邪热固结，大便不通，用此利之。

柴胡　黄芩　枳实　赤芍　半夏　熟大黄各等分

---

① 咳：此处漫漶，据三友本、扫叶本和本衙本补。

水煎服。

柴苓汤 治寒热往来，泄泻呕吐。

柴胡一钱五分 泽泻一钱 人参五分 黄芩一钱 半夏七分 甘草三分 白术 赤茯苓 猪苓各八分

有汗加桂皮五分，加姜二片、枣二枚，水煎服。

黄连解毒汤[①] 治伤寒大热不止，烦躁口渴，喘满蓄热等症。

黄连 黄芩 山栀仁 柴胡 连翘

上剉一剂，水煎服。

白虎汤 治伤寒身热而渴，有汗不解，脉来洪数而实，里有热乃可服。

知母 石膏 甘草

加粳米一撮，水煎待米熟去渣，温服。如口渴兼发赤斑，依本方加人参，名白虎化斑汤。

小陷胸汤 治小结胸，心下痞满而软，按之则痛。

黄连三分 半夏五分 瓜蒌仁三分 枳实二分

上剉一剂，生姜皮一片，水煎服。

开胸散 治伤寒结胸。

柴胡 黄芩 半夏 枳实 桔梗 黄连 瓜蒌仁 山栀仁 甘草

上剉一剂，生姜一片，水煎服。

解热下痰汤 治伤寒结胸，有痰有实有气滞，咳嗽失声等症。

紫苏子 白芥子 枳实 黄芩 黄连 黄柏 瓜蒌仁 石膏 杏仁 乌梅 桔梗

生姜一片，水煎服。

伤寒潮热，痰壅咳嗽，男妇大小皆可用。

---

① 汤：原作“深”，据三友本、扫叶本和本衙本改。

郁金三钱　石膏煅，一两

上为末，每服一二匙，清茶送下。

呕吐门

和中清热饮　治热吐。

黄连姜炒，一钱　半夏姜制，一钱　茯苓一钱五分　陈皮　藿香　砂仁各七分

水煎，徐徐服之。

温中止吐汤　治寒吐。

白豆蔻　茯苓各一钱　半夏五分　生姜三片

水煎，磨沉香四分，热服之。

香薷饮　治小儿感冒暑热，干呕无物。

白扁豆姜汁炒，去皮，二钱　厚朴姜汁炒，四钱　黄连炒，一钱五分　香薷八钱

上剉散，水煎，不拘时候服。

丁香丸　治呕吐不止。

丁香　半夏生，去皮脐①，各等分

上，用生姜汁浸一宿，晒干为末，以生姜汁煮糊为丸，如黍米大，用姜枣汤下。

六君子汤　治虚吐不止，脉沉细有寒。

人参　白茯苓　陈皮　甘草　半夏各一钱　白术一钱

上剉一剂，生姜二片，黑枣一枚，同煎服。

定吐紫金核　治小儿胃寒，呕吐不止。

① 脐：原作“剂”，与三友本同，据文义改。

沉香一钱　人参　白术　藿香叶　半夏　木香　丁香各二钱五分

共为末，煮面糊为丸，如芡实大，朱砂为衣，阴干。用时以大枣一枚去核，纳药一丸于内，湿纸包，煨熟，嚼化服，用米饮压之。

麦门冬散　治热吐不止，心神烦热。

麦门冬　淡竹茹各五钱　甘草炙　人参　茅根　陈皮各一钱

上为粗末，每服二钱，水一盅，姜少许，煎五分，稍热，频服。

消食丸　治小儿乳哺不调，饮食过度，冷气积于脾胃，宿食不消，致令呕也。

缩砂仁　橘红　三棱煨　莪术煨　神曲炒　麦芽炒，各五钱　香附子炒，一两

上为末，面糊丸，绿豆大，食后紫苏汤下二十丸。

泄泻门

清热止泻汤　治热泻。

白茯苓　滑石各一钱　白术六分　泽泻七分　川黄连姜炒，四分

加生姜二片，煎服。

温脾止泻汤　治寒泻。

白术土炒　白茯苓各一钱　肉果面裹煨，五分　甘草炙，二分　肉桂三分

加生姜二片，煎服。

安胃醒脾汤　治吐泻兼作，脾胃俱受病。

白术　白茯苓各一钱　滑石水飞　砂仁炒，各七分　木香五分

姜枣煎服。停食，加枳实、山楂、神曲、麦芽；夹惊，加胆星、天麻；风，加防风、干葛；暑，加香薷、扁豆；虚，加人参；内有热，加黄连；口渴，加乌梅肉；吐不止，加藿香；泻不止，加升麻。

香橘饼　止积泻，伤冷。

木香　青皮　陈皮各二钱五分　厚朴姜汁炒，七钱　神曲炒　麦芽炒，各五钱　三棱炮，三钱　香附　砂仁各五钱　甘草一钱

上为末，炼蜜丸，姜汤下。

五苓散　治小儿大便泄泻，小便不通。

白术　茯苓　猪苓　泽泻　肉桂减半

上剉剂，水煎服。

香砂平胃散　治感冒时气，瘴疠不和，伤食停滞，泄泻如水，心腹胀满，或时作痛，小便不利，身热口渴。

苍术　厚朴姜汁炒，各二两　陈皮二两　甘草一两五钱　木香　砂仁各一两

上为末，姜枣汤下。

藿香正气散　治感冒寒暑，霍乱转筋，吐泻及伤寒头疼，憎[1]寒壮热。

大腹皮黑豆水洗净　白茯苓　紫苏　藿香　苍术　半夏各三两　白芷　厚朴　陈皮各二两　桔梗　甘草各一两

上为粗末，每服二钱，加姜枣，水煎温服。

六和汤　治冒暑[2]霍乱吐泻。

香薷　白扁豆姜汁炒，去皮，各一钱五分　赤茯苓　藿香　川厚朴姜汁炒　木瓜　砂仁去壳，研，各七分　半夏制　杏仁各八分　人参三分　甘草五分。生姜为引，水煎服。

玉露丸　治夏月中暑热泄泻。

白石膏煅通红，一斤　白龙骨[3]煅红，二两　枯矾一两　泽泻一两　甘草五钱

上为末，糯米糊为丸，每服一钱，灯心汤下。

---

① 憎：原作“增”，据文义改。

② 冒暑：原作“暑热”，据三友本及《奇效良方》改。

③ 骨：原作“滑”，据三友本改。

益元散 治小儿伏热泄泻，小便短赤，烦躁啼哭，满头疖痱痱，赤游丹毒等症。

滑石水飞，六两 甘草末一两 朱砂五钱

上用灯心汤调服，三伏天水调服亦佳。如水泻不止，每益元散二钱，加五倍子末七分，灯心汤下；如泻而肚不痛，人事困倦，每益元散二钱，加白术末、山药末各一钱，灯心汤下；中暑吐泻，每益元散二钱，加藿香三分、丁香一分，浙米汁调下。

理中汤 治中寒吐痢，手足厥冷。

白术 干姜 人参 甘草炙

加附子，名附子理中汤。

上用水煎熟，加煨姜汁服之。

四神丸 治脾胃虚弱，泻痢腹痛，饮食不思，每至五更，连泻数次。

补骨脂四两，盐水炒 肉豆蔻面裹，煨去油 五味子各三两 吴茱萸汤泡三次，炒，一两

上为末，用红枣五六十枚，生姜六两，用水煮熟，去姜，用枣去皮核为丸，如桐子大。每服三五十丸，白汤送下。

人参理脾丸 治泻痢日久，脾气虚弱，食少倦怠，面色痿黄，四肢无力，元气欲脱。

白术四两 人参 山药炒 扁豆姜汁炒 白茯苓 苡仁炒 神曲炒，各二两 陈皮 砂仁 甘草炙，各一两

炼蜜为丸，姜枣汤下。

参苓白术散 治小儿脾胃虚弱，元气不足，呕吐泄泻，自汗盗[1]汗，饮食少思，中满痞噎。此药[2]中和不热，久服养气育神，醒脾

① 盗：原作“定”，据三友本改。
② 药：原作“脾”，按文义改。

悦色。

人参　白[1]术　茯苓　山药　甘草各二两　白扁豆姜汁炒　薏苡仁　莲子　砂仁　桔梗各一两

上为末，姜枣汤下。

久泻不止，大法补虚消积。

《凤髓经》云：脾中有积热迟留，至使终[2]年泻不休。项软见人多哽气，更兼清水鼻中流。少间有似黄金色，若有垂肠更不收。形症又看胸膈上，胸前深赤汗如油。唇赤生疮眼脉赤，若不调脾命即休。

七味千金散　治痢下日久不瘥。

宣黄连八分　龙骨煨　赤石脂煨　厚朴姜汁炒　乌梅肉各二分　阿胶炒，三分　甘草炙，一分

上为末，米汤下。

腹痛门

益黄散　治脾胃虚热，腹痛下痢。

陈皮一两　青皮　诃子肉　甘草炙，各五钱　丁香二钱

上为细末，每服二钱，水一盏，煎六分，食前服。

调中丸　治脾胃虚寒，下痢而腹痛。

白术土炒　人参　甘草炒，各五钱　炮干姜四钱

上为末，炼蜜丸，桐子大，每服一二十丸，食前温水化下。

当归散　凡[3]小儿夜啼，面青手[4]冷，不吐乳，是脏寒腹痛也，

---

① 白：原作"日"，据三友本改。
② 终：原作"中"，据文义改。
③ 凡：原作"儿"，据三友本、扫叶本和本衙本改。
④ 手：原作"于"，据三友本、扫叶本和本衙本改。

宜此方服之。

当归去芦头　白芍炒　人参各一钱　甘草炙，三分　桔梗、陈皮各一钱

上㕮咀，煎五分，时时少服，愈。

七气散　治七情相干，阴阳不升降，气道壅滞，攻冲作疼。

青皮　陈皮　桔梗　蓬术　官桂　益智仁各一两　甘草　半夏制，各七钱五分　香附子一两五钱

上为细末，每服一二钱，姜枣汤下，不拘时服。

三棱散　治积气肚痛。

砂仁　甘草　益智仁　三棱　蓬术　青皮各等分

上为末，白汤下。

使君子丸　治腹内诸虫作痛，口吐清水。

使君肉薄切，焙　槟榔　酸石榴皮洗净①剉焙　大黄半生半熟，各七钱五分

上，除槟榔剉晒不过火，余三味，再焙，同槟榔为末，沙糖水煮，面糊为丸，麻仁大。每服三十丸至五十丸，淡猪肉汁空心下，或鸡汁亦好。

乌梅散　治腹痛及初生婴儿，脐下冷痛等疾。

乌梅去核　玄胡索　粉草半生半炙，各五钱　乳香　没药　钩藤各三钱五分

上㕮咀，每服二钱，水一盏，煎八分，空心服。

莪术丸　治诸般停滞，疳积发热，泻痢酸馊，水谷不化，肚腹疼痛。

莪术炮剉　三棱炮剉　净香附醋浸七日，慢火煮干，再焙，各四两　槟榔一两，薄剉　生牵牛末一两，另研　青木香去芦　谷芽净洗，焙干　青皮去白，各五钱　荜澄茄　丁香　南木香另研，各四两

上，除槟榔、丁香、木香不过火及牵牛末，余七味剉焙，仍同槟

① 净：原作“牟”，与三友本同，据文义改。

榔、木香、丁香为末，临入牵牛末和匀，水煮面糊丸，绿豆大，每服三十丸至五十丸，无时。用淡姜汤或温茶酒皆好。儿小者，丸粟米大，粒数下，法如前。

和中散 和胃气，止吐泻，定烦渴，治腹痛思食。

人参去芦 白茯苓 白术 甘草剉炒 干葛剉 黄芪 白扁豆炒 藿香叶各等分

上为细末，每服三钱，水一盏，红枣二个去核，姜二片，煎八分，食前温服。

小儿未能语，啼哭不能辨者，当以手候其腹，如有实硬处，即是腹痛。外治之方，研生姜取汁，暖，令温，调面成糊，涂纸贴脐心，立定。

痢疾门

大黄汤 红痢初起，腹疼后重，用此下之。

大黄三钱，三岁以下者①二钱，弱者一钱 赤芍②一钱 当归一钱 槟榔 黄连 枳壳各七分

水姜煎服，以利为③度。

芩壳汤 白痢初起，腹痛后重，用此下之。

大黄二钱 黄芩 枳壳 苍术 陈皮各八分 厚朴 槟榔 木香 莪术

水煎服。

加减黄芩芍药汤 调血和气。

---

① 以下者二钱，弱者一钱：原作“□□□二钱弱者□□”，据三友本和嘉郡本补。

② 赤芍：原脱，据三友本和嘉郡本补。

③ 以利为：原脱，据嘉郡本补。

白芍二钱　当归　黄连　厚朴　黄芩各一钱五分　槟榔　枳壳各七分　木香五分，磨入。血痢，加生地、地榆；白痢，加青皮、苍术。水煎服。

香连丸　治暑热伤脾，停积成痢，赤白相杂，里急后重，肚腹作痛，胀满恶心等症。

川黄连二十两，用吴萸十两同拌炒，拣去吴萸　广木香　川厚朴姜汁炒　广陈皮　陈枳壳麸炒　山楂去子　白芍药酒炒，各五两

上为末，醋糊，水法为丸。

参连散　治下痢日久，胃中虚热，禁口不食，呕秽恶心。此药解毒清热，开胃进食。

人参一钱　老莲肉去皮心，二钱　黄连七分　木香五分

上为末，陈米汤化下。

徐仲垣先生家传香连散　通治赤白痢疾。

当归酒洗　苍术米泔水浸炒　杏仁去皮尖　红花酒洗　大黄酒蒸晒干再蒸九次为度　黄连吴萸汁拌炒　羌活各一两　木香五钱

上为末，每服一钱，白滚汤调下，胃口不开，老莲肉去心，煎汤调下。

便红散　治饮食不节，杂进无度，致伤脾阴，大便下血之症。

红曲　薏苡仁各等分

炒为末，每用一钱，空心米汤下。

疟疾门

驱疟散　治疟疾初起，寒热往来，头疼烦渴，胸膈胀满等症。

知母　羌活　前胡　黄芩　苍术　陈皮　厚朴　茯苓　藿香各一钱　半夏　柴胡各一钱　甘草三分

上研为末，每服二钱，水盅半，姜一片，煎服。

食疟，腹膨食少，或时作痛。

麦芽　神曲　槟榔　草果　柴胡　苏叶　苏梗各一钱。加姜一片，水煎服。

痰疟，咳嗽喘急。

川芎　柴胡　贝母　知母　橘红　黄芩　苏子各一钱。水煎服。

风疟，头痛，骨节疼，或鼻塞气粗。

羌活　防风　苏叶　川芎　柴胡　白芷等分　甘草减半。水煎服。

惊疟，寒热发搐。

茯神　远志去心　麦门冬去心　柴胡　半夏姜制，各一钱　甘草二分。水煎服。

阴疟，至晚即发，累月不已。

人参　芍药　川芎　柴胡各一钱　甘草炙　红花各三分。水煎服。

截疟仙枣：治小儿疟疾，三发过，以此枣截之。

大北枣二枚，去核。每个内放草麻子仁三粒，临发日五更咽下，以白滚汤送之。

痎疟，久久不愈，胁下有块，俗名疟母，服鳖甲丸。

鳖甲酒炙，半片　蓬术醋煮，三两　青皮醋煮，三两　穿山甲土炒，二两

上为末，用醋煮当归为膏，拌药丸如黍米大，每服二钱，用川芎、芍药、柴胡各一钱，人参五分，煎汤送下。

痫疾门

茯苓丸　治心痫，惊痫。

茯神　琥珀　黄连　芦荟　赤茯苓各三钱　远志姜制　菖蒲一钱

麝香少许　虾蟆炙　钩藤皮各二钱

上为末，米糊丸，如麻子大，每服十丸，薄荷汤下。

芦荟丸　治肝疳，杀虫、和胃、止泻，兼治脊疳。

芦荟研　胡连　川连　芜荑去扇　青皮　木香　鹤虱微炒　雷丸破开白者佳，赤色者杀人不用，等分　麝香少许　砂仁减半

上为末，米糊丸，绿豆大，每服一二十丸，米饮汤下。

清肺饮　治肺疳，热䘌穿鼻孔，汁臭，或生瘜肉。

紫苏　前胡　黄芩　当归　连翘　防风　赤茯苓[1]　生地　天门冬去心　甘草炙　桔梗各一两　桑皮炒，五钱

上细末，每服二钱，水煎，食后服。

消疳肥儿丸　治小儿脾疳，面黄肚大，水谷不化，大便酸臭，小便尿泔，好吃泥土、茶、米、瓦、灰之类。

黄连　神曲　青皮各一两　麦芽五钱　木香二钱五分　槟榔五钱　肉豆蔻面裹煨，三钱　使君子肉五钱　山楂肉一两

上为末，炼蜜为丸，圆眼肉大，每服一丸，米汤化下。

消食饼　治小儿脾胃虚弱，时常伤食，面黄肌瘦，肚大腹胀，常服此饼，健脾消食。

山药炒　白茯苓去皮　神曲炒　莲子去皮心　麦芽炒　扁豆炒，去壳

上各为末，每服四两，和炒面一斤，以砂糖和，作饼食之。

猪肝散　治肝经积热，眼生白膜，怕日羞明，摇头咬甲，肚大青筋，发竖黄瘦，名曰肝疳。

石膏煨，一两　石决明煨，三钱　海螵蛸滚水泡，一钱五分　辰砂水飞，一钱

共研细末，一二岁者，每次用药五分，以公猪肝尖四两，竹刀切开，入药末于内扎之，将第二次淘米水煮，肝、汤俱食极效。

---

① 苓：原脱，据文义补。

九味地黄丸 治肾疳[1]。

熟地四两 赤茯苓 山茱萸肉 川楝子 当归 川芎 丹皮 使[2]君子肉 干山药

上为末，蜜丸桐[3]子大，每服七八丸，空心温酒下。

走马牙疳方

五倍子焙 人中白 枯矾 绯丹焙紫色 轻粉少许 片脑少许

上共研匀，敷患处。

痞积门

和脾化积汤 治小儿一切诸积，后备加减法。

山楂、枳实、蓬术、厚朴、白术、甘草、陈皮。

乳积，加砂仁、香附；气积，加木香、苏梗；惊积，加茯神、远志；虚积，加白术、茯苓；实积，加槟榔、牵牛；表[4]有热，加柴胡、黄芩；里有热，加黄连、木通；小便不利，加滑石、泽泻；大便不通，加大黄、枳壳；寒月，加益智草、豆蔻。

消积化聚丸 治五积六聚，痞癖攻痛。

三棱 白术炒 茯苓 黄连 干漆炒去煨尽 木香 益智炒 归尾酒洗 麦芽微炒，各三两，红花 砂仁炒 门冬 枳壳炒 穿山甲烧灰 青皮 柴胡 神曲炒，各二两，蓬术煨 槟榔炙 桃仁 香附姜汁拌炒 鳖甲醋炙，各四两

上为末，蜜丸重三钱，空心陈米汤下。

---

① 疳：原作“肝”，据文义改。
② 使：原作“史”，据三友本改。
③ 桐：原作“恫”，据三友本改。
④ 表：原作“里”，据三友本和嘉郡本改。

遇仙丹 治一切五积六聚，食积，气积。

白丑取头末，四两，一半生一半熟 槟榔 牙皂 莪术 茵陈各五钱

上为末，醋糊为丸，每服五七分，白汤送下。

琥珀膏

大黄 朴硝各一两。为末，以大蒜捣，贴之。

五色保童丸 治小儿一切所伤，痰涎壅塞，胸膈不利，乳食不消，变生癖积，胁肋片硬，按之疼痛，及治一切急、慢惊风发搐，痰涎壅塞。

青丸子：青黛另研 南星姜制，各五钱 巴霜五分。

红丸子：朱砂水飞 半夏姜制，各五钱 巴霜五分。

黄丸子：大黄煨 郁金各五钱 巴霜五分。

白丸子：白附子生 寒水石煨，各五钱 巴霜五分。

黑丸子：五灵脂炒 全蝎炒，各五钱 巴霜五分。

上前五色药，各另研为细末，入巴霜五分，研匀，面糊丸，粟米大。一岁服五丸，乳汁送下，量大小加减，或姜汤下。急惊风，金银[①]薄荷[②]汤；慢惊，生姜全蝎汤。

化痞阿魏膏

羌活 独活 赤芍 穿山甲 玄参 官桂 生地 大黄 白芷 天麻 两头尖各五钱 木鳖子十枚，去壳 红花四钱 乱发一团 槐 柳 桃枝各三钱

上用香油二斤四两，煎黑去渣，入发煎化，仍去渣，徐下黄丹十两，煎软[③]硬得中，入芒硝、阿魏、苏合香油、乳香、没药各五钱，麝香三钱，调匀即成膏矣。将帛绢摊贴患处，内[④]服丸药，黄丹须用

① 银：原作“钱”，据体例及文义改。

② 荷：原脱，据体例及文义改。

③ 软：原作“饮”，据文义改。

④ 内：原脱，据登郡本补。

山东者效。凡贴膏药，先用朴硝，随患处铺半指厚，以纸覆上，用热熨斗熨良久，如硝耗再加熨之，二时许，方贴膏药。

痫症门

五色丸　通治五痫。

朱砂研，五钱　水银一分　雄黄熬，一分　铅三两，同水银熬　珍珠末研，一两

上为末，炼蜜丸，如麻子大，每服三四丸，金银薄荷汤下。

散风丹　治小儿风痫，先用此药。

牛胆南星二钱　羌活　独活　防风　天麻　人参　川芎　荆芥穗　细辛各一钱

上为末，炼蜜为丸，如桐子大，每服二丸，用薄荷紫苏汤，不拘时送下。

独活汤　治小儿风痫，解表通里。

独活　麻黄去节　川芎各一钱　大黄　甘草炒，各五分

上剉碎，每服二钱，用水一盅，生姜二片，煎至四分，不拘时温服之。

牛黄丸　治小儿风痫迷闷，抽掣涎潮。

牛胆南星　全蝎焙，去毒　蝉壳各二钱五分　防风　牛黄　白附子生　直僵蚕炒，去丝嘴　天麻各一钱五分　麝香五分

上为末，以煮枣去皮核取肉，和水银半钱，研极细，次入药末，和丸如绿豆大，每服三四丸，用荆芥生姜煎汤送下，不拘时服。

七宝镇心丸　治小儿惊痫心热。

远志去心，姜制炒　雄黄　铁粉　琥珀各二钱　朱砂一钱　金银箔四片　麝香少许

上为细末，煮枣取肉为丸，如桐子大，每服三五丸，煎去心麦冬汤化下，不拘时服。

清心丸 治小儿躁闷，项背强直，腰背反张，时发时醒，大人中风，小儿惊风。

牛黄一两二钱，研 麝香研 龙脑另研 羚羊角末各一两 当归去芦 防风去芦 黄芩 麦门冬去心 白芍药 白术各一两半 柴胡去苗 杏仁去皮尖、双仁 麸炒黄，另研 桔梗 白茯苓去皮 川芎各一两二钱半 阿胶剉碎末，蛤粉炒 肉桂去粗皮 大豆卷碎炒，各一两七钱半 蒲黄炒 人参去芦 神曲炒，各二两半 甘草炒，五钱 雄黄八钱，飞，另研 白敛 干姜各七钱半 金箔一千二百片，留四百片为衣 犀角末二两 干山楂十两 大枣一百枚，蒸熟，去皮核，烂研成膏入药

上除枣、杏仁及牛黄、麝香、雄黄、龙脑四味，另为细末，入前药和匀，炼蜜与枣膏为丸，每两作十丸，用金箔为衣。每服一丸，温白汤化下，食后服。小儿惊痫，即酌度多少，以竹叶煎汤，温温化下。

咳嗽门

苏陈九宝饮 治小儿咳嗽声重，自汗头疼。

苏叶 杏仁 半夏 桑白皮 陈皮 前胡各一钱 甘草 大腹皮 薄荷 桂枝各七分

渴，加花粉；汗多，去紫苏，姜葱水煎服。

加味二陈汤 咳嗽有痰，气急而喘。

陈皮五分 半夏 胆星 枳实 杏仁各七分 栝蒌仁三分 麻黄 甘草各二分 石膏八分

火盛，加芩、连；有汗，去麻黄。水二盅，姜一片，煎服。

利痰方

南星　玄明粉各一两　郁金、硼砂各三钱　白矾五钱

上为末，腊月黑牯牛胆，拌套阴干，量病轻重，淡姜汤下。

陈孟昭先生白杏汤　定喘止咳。

款冬七分　杏仁去皮尖，五粒　桑皮蜜炙，七分　苏子炒，七分　陈皮七分　北五味三分　麻黄五分　甘草三分　白果肉七枚，捣碎

加姜枣煎服。

泻白散　治小儿肺实咳嗽，闷乱喘促，渴饮水浆。

桑白皮蜜水炒，一两　地骨皮一两　甘草五钱

上为细末，每服二钱，水一盅，粳米一撮，同煎五分，食远服。

阿胶丸　肺虚而咳嗽，咳动汗出，大便不固，此方敛[1]之。

阿胶蛤粉炒　百合各一两　五味子　甘草炙　款冬花蜜水炙　乌梅肉炙，五钱　粟壳蜜炙，三钱

上为末，炼蜜丸，芡实大，每服一丸，五更白汤下。

贝母散　治火嗽痰嗽[2]，多日不愈。

贝母去心，一钱　桑白皮一钱　五味子十粒　甘草五分　知母二分　款冬花一钱五分　杏仁一钱，去皮尖

上剉一剂，姜一片，水煎服。

肿胀门

塌气丸　治饮水过多，停积于脾，故四肢浮肿，宜服此以消之。

萝卜子　赤小豆　陈皮各一钱　木香二分　甘草五分　黑丑[3]一钱

---

① 敛：原作“效”，据三友本改。

② 嗽：原脱，据三友本补。

③ 丑：原作“豆”，据三友本改。下同。

上为末，糊丸如绿豆大，三岁者服三十丸，米饮汤下。

推气丸 陈皮 槟榔 枳实 黄芩 黑丑 蓬术 青皮各等分

上为末，炼蜜丸，如龙[1]眼大，每服一丸，姜汤下。

补中行湿汤 治诸般虚肿，小便不利者。

陈皮 甘草 苍术 厚朴 白术 人参 茯苓 猪苓 泽泻 肉桂

水一盅，姜三片，灯心十二根，煎五分，不拘时服。

匀气散 治脾肺气逆喘嗽，面浮，小便不利。

桑白皮 桔梗 赤茯苓 熟半夏 陈皮 甘草 木通 泽泻 藿香

水一盅，姜一片，灯心二十根，煎五分，不拘时服。

荣卫饮子 治小儿气血俱虚，四肢头面俱浮，以至喘急者服之。

川当归 熟干地黄 川芎 白芍 人参 白术 茯苓 甘草 枳壳 黄芪 陈皮

水二盅，煎五分，不拘时服。

杂症门

眼痛者火盛也，小儿患眼肿痛，不可妄投寒凉之药，宜拔毒膏主之。

拔毒膏 用淮地黄一两，新汲水浸透，捣烂，贴脚心涌泉穴，布包佳效。

通天散 治小儿风火赤眼，痛痒肿胀。

---

① 龙：原作“园”，据三友本改。

牙硝五钱，雄黄三钱，水飞。

共为细末，每服少许吹鼻中，流出清水，双目流泪即效。

丹瘤者，流也。片片如脂，游走而不定之谓也。始于胎毒，后因烘衣受热而得，故从心腹而发于四肢者，易治；从四肢而入心腹者，难治。入心入腹入囊，作胀作泻，舌干神乱者，则不可救矣。

黄连法 生肉切成薄片，晒半干，用黄连煎浓汁，将牛肉片投入黄连汁内，泡片时，以牛肉贴丹瘤上，干再换，易数次即效。

白玉散 寒水石、滑石。等分为末，鸡子清调敷患处。

又方 绿豆粉二钱，伏龙肝五钱，水粉半两。共为末，鸡蛋清调敷。

消毒散 金银花 当归 赤芍 生地 牛蒡子 连翘 防风 天花粉 羌活 犀角屑

上用水一盅，灯心二十根，煎五分，不拘时服。上身者，加川芎、桔梗；下身者，加木通、黄柏。

脓耳者，少阳风热炽盛而上升也，小儿耳中出脓臭烂，或作疼痛，日久不愈，令儿耳聋。治宜疏热散风，外以黄连散主之。

黄连散

枯白矾 龙骨煅 黄丹水飞 胭脂 海螵蛸米泔浸

上为细末，加麝香少许，再研，先以纸条捻干脓水，后以药吹入，切要避风。

口舌生疮者，心脾蓄热也。舌本乎心，口[1]属乎脾，二经郁热，则口舌生疮。各宜推类而治之，其脉左寸洪数，心经实热；右关沉实，脾经实热，治宜清凉之剂。脾虚中气不足，口疮服凉药不愈者，内以理中汤，外以阴阳散主之。

冰硼散 治口舌生疮破烂，重舌，木舌。

---

① 口：原作“曰”，据三友本改。

硼砂半两　辰砂一钱　冰片一分。共为末，搽口内。

大连翘饮、**五福化毒丹**俱见“胎热门”，**理中汤**见“泄泻门”。

阴阳散

川黄连　干姜

各等分为末，敷之。

加味甘桔汤　治小儿咽喉肿痛，风热等毒。

桔梗一钱　防风　荆芥　薄荷叶　甘草　黄芩各五分

上剉剂，水煎，食后服。

碧雪散　治心肺积热上攻，咽喉肿痛闭塞，水浆不下。

真青黛　硼砂　焰硝　蒲黄　甘草

各等分，吹入咽喉，吐去涎痰，即效。

黄水疮，多生小儿头面，或耳或眉目，或口鼻，黄水流至即生，以蛤粉散敷之，效甚。

蛤粉散　蛤粉　石膏　黄柏末各一钱　轻粉五分

上为末，以麻油调搽二三次，即愈。

治小儿瘰疬头疖，脓血不止，挤去一泡，复起一泡。

松香四两　铜绿八钱　杏仁七十五粒，去皮尖　木鳖子五个，去壳　乳香五钱　没药五钱　血竭一钱　轻粉一钱　蓖麻子去壳取仁，一钱

同捣千余下，成膏贴之。

治小儿头上白秃疮，寒水石煨过，少加枯矾、花椒、松花、蛤粉共为末，麻油调敷，即效。

治小儿脱肛，先以葱汤薰，或以陈壁土薰洗，后用五倍子烧灰存性托上。

治小儿诸骨鲠喉，灯心以竹筒填满，烧灰，用米汤[1]化开调灌下，勿犯牙即效。

---

① 汤：原作“糖”，据文义改。

又方：以象牙末吹之，妙。

治小儿遗尿，破故纸，盐水炒为末，每用一钱，滚汤调下。

治小儿痰核，五倍子，煎化滤去渣，加入牛皮胶，同熬成膏，敷上纸盖之。

瘰疬方：肥皂[①]子，烧灰存性，为末。每服二钱，好酒调下。

又方 马鞭草不拘多少，日日煎酒饮之，或煎汤随意饮之。

治癣方：芦荟，甘草，枯矾，飞丹。共为末，米醋调敷之。

治小儿冻瘃[②]方：白芷，肉桂，狗骨。共为末，烛油调敷。

治漆疮，用螃蟹一个，捣碎，搽敷神效，内服通圣散。

治蛇虫咬毒，才作服之。青黛，雄黄。各等分，研细，每服二钱，新汲水调下。

治蜘蛛咬成疮：雄黄一钱，麝香半分。

上为末，用蓝靛汁和，涂疮上[③]，如无靛汁，以青黛五分，入水内和涂之即效。

治烫火伤，用槐角子烧灰，为末，香油调敷。

---

① 皂：原作“皇”，据三友本改。

② 瘃：原作“烛”，据醉经本改。

③ 疮上：原作“上疮”，据三友本乙转。